Dr. med. dent. Yves Gauthier

Das Gesundheitsbuch für die Zähne

Gesundheit und Wohlbefinden
durch Verbesserung
der Mundhygiene,
Umstellung der Ernährung
und richtige Pflege
des Gebisses

Das Handbuch
der ganzheitlichen
Zahnheilkunde

Scherz

Erste Auflage 1992
Einzig berechtigte Übersetzung aus dem Französischen
von Hans Finck.
Titel der Originalausgabe: »Les Dents-Lumière«.

Schutzumschlag von Bine Cordes
unter Verwendung eines Fotos
von der Länderpress.

Inhalt

Ich widme dieses Buch den Ärzten Weston Price, Max-Henri Béguin, Ralph Steinman und Hal Huggins, aber auch allen anderen Ärzten, Zahnärzten und Therapeuten, für die das oberste Gebot der Medizin die Verhinderung von Krankheiten ist. Auch einige meiner Lehrer an der zahnmedizinischen Fakultät zählen zu dieser Gruppe von Medizinern, die vor allem danach streben, die Gesundheit ihrer Patienten im umfassenden Sinne zu erhalten oder wiederherzustellen, indem sie ihnen den Weg zur Selbstheilung weisen.

Für Flora

Für Elodie

Vorwort

Yves Gauthier gehört zu jener neuen Generation von Zahnärzten, die sich nicht mehr damit zufriedengeben, Zähne nur zu reparieren, sondern ihren Patienten zeigen wollen, wie man leben muß, um gar nicht erst größere Probleme mit Zähnen und Mundraum zu bekommen. Hier das Urteil eines Genfer Zahnarztes, der sich zusammen mit einer Gruppe Gleichgesinnter für die ganzheitliche Zahnmedizin engagiert:

«In diesem Buch geht es um Präventivmedizin. Wenn man weiß, daß die mittlere Lebensdauer einer Zahnfüllung (fälschlich oft ‹Plombe› genannt) neun bis zehn Jahre beträgt, läßt sich leicht ausrechnen, wie oft man wegen eines einzigen Kariesherds, der sich irgendwann in der Kindheit entwickelt hat, zum Zahnarzt muß. Wir sollten begreifen, daß der Kampf gegen die Karies nicht nur mit Zahnbürste, Zahnseide, nichtraffiniertem Zucker und Fluor geführt wird, sondern auch die Zusammensetzung unserer täglichen Nahrung und unsere gesamte Lebensführung einbeziehen muß.

Die ganzheitliche Zahnmedizin besteht zum Beispiel darauf, alle in den Mund eingebrachten Substanzen, also auch Lokalanästhetika, auf ihre biologische Verträglichkeit hin zu prüfen. Die verwendeten Materialien sollen auf jeden Fall dauerhaft sein, gleichzeitig aber so neutral wie möglich, damit die Vitalität der Zähne, aber auch die von anderen Organen wie Niere, Leber und Schilddrüse, erhalten bleibt. Daß Quecksilber und

Zinn giftig sind, ist allgemein bekannt, und dennoch ist das quecksilberhaltige Amalgam auch heute noch das am häufigsten verwendete Füllungsmaterial. Das Entfernen dieser Amalgamfüllungen ist keineswegs eine einfache Sache und muß in einer ganz bestimmten Reihenfolge stattfinden. Oft sind gleichzeitig allgemeine Maßnahmen zur Ausleitung der Giftrückstände angezeigt. Das wesentliche Prinzip, auf dem dieses Buch basiert, stammt aus der chinesischen Medizin. Danach besteht eine exakte, sehr reale und klar nachweisbare Beziehung zwischen den Zähnen und bestimmten Organen, die von zentraler Bedeutung für den Zustand des gesamten Organismus ist.

Die Erfahrungen Dr. Gauthiers haben ihn zu einer Synthese zahlreicher sogenannter ganzheitlicher Therapien geführt. Leider werden die von ihm aufgezeigten neuen Konzepte sowohl in der Lehre wie in der Praxis noch viel zu selten berücksichtigt.

Einige dieser Ansätze (etwa die Neuraltherapie) eröffnen neue Heilungsaussichten für bestimmte Patienten, die zu Unrecht als ‹Fälle für den Psychiater› bezeichnet werden, und lassen hoffen, daß sich auch für ihre Probleme eine zufriedenstellende Lösung finden wird.

Alle diese Komplexe werden in dem vorliegenden Werk ausführlich erörtert. Die Gesundheit der Zähne wird in ihren vielfältigen Aspekten beleuchtet. Das Buch zeigt ‹äußere› Krankheitsursachen, wie etwa die Ernährung, aber auch innere Ursachen, nämlich den Einfluß der jeweiligen seelischen Befindlichkeit.

Wir können den Weg zur Gesundheit nur beschreiten, wenn wir bereit sind, unsere Lebensgewohnheiten in Frage zu stellen und zu lernen, unseren gesamten Organismus in ein besseres Gleichgewicht zu bringen. Doch dafür müssen wir zunächst die Rolle der Zähne im Rahmen des Gesamtorganismus besser verstehen.»

Efre Vittor Bandiera (Zahnarzt)

Einleitung

In den letzten Jahrzehnten hat die medizinische Technologie enorme Fortschritte gemacht. Ärzte profitieren von immer neuen Entwicklungen in der Forschung und setzen immer aufwendigere Instrumente ein.

Die Ausrüstung des Zahnchirurgen hat glücklicherweise mit dieser Entwicklung Schritt gehalten – zum Besten von Patient und Arzt. Das schmerzhafte Bohren ist für viele nur noch eine ferne Erinnerung, da die meisten Behandlungen dank moderner Medikamente zur Lokalanästhesie schmerzlos verlaufen.

So entspricht die medizinische Technik durchaus unseren gestiegenen Ansprüchen, die heute zahlreiche Patienten ihr Recht auf Gesundheit einfordern läßt. Doch dürfte andererseits auch klar sein, daß jeder selbst für *seine* Gesundheit verantwortlich ist.

Eine gute Mundhygiene ist die Mindestpflicht eines jeden, wenn er etwas für die Erhaltung seines Gebisses tun will.

In den Medien wird die Bedeutung des Bürstens von Zähnen und Zahnfleisch immer wieder hervorgehoben. Dank verschiedener Informationskampagnen zum Thema Mundhygiene haben wir einen großen Schritt in Richtung verbesserter Vorbeugung getan. Wenn unsere Fernsehstars lächeln, entblößen sie ein gesundes, weißes, solides und strahlendes Gebiß, ganz wie es auch im Alltagsleben jedem Menschen gut zu Gesicht stünde. Die Zähne, die «Perlen des Mundes», die

«Zierde unseres Antlitzes», auf jeden Fall aber das härteste Organ des Körpers, verleihen uns erst den «richtigen Biß» im Leben.

In den letzten Jahren hat die sogenannte Alternativmedizin stark an Einfluß gewonnen. Handelt es sich dabei, wie manche meinen, um ein Modephänomen? Oder bedeutet es, daß der Begriff des «Terrains» für jeden einzelnen Patienten wieder wirklich ernstgenommen wird?

Tatsächlich bieten die Naturheilverfahren jedem Patienten, der es wünscht, die Möglichkeit, seine Gesundheit in die eigene Hand zu nehmen, in einen Dialog mit dem eigenen Körper zu treten und sich dabei vom Therapeuten seiner Wahl begleiten zu lassen.

Die *ganzheitliche* Medizin betont nicht die Gegensätze der verschiedenen Therapien, sondern will zeigen, wie wertvoll es sein kann, wenn diese sich gegenseitig ergänzen. Ganzheitliche Medizin fängt damit an, daß der Arzt dem Patienten intensiv zuhört und dann eine auf die gegenwärtigen Bedürfnisse des Kranken abgestimmte Behandlungsform wählt.

Egal in welcher Richtung sich der Therapeut spezialisiert hat – er wird immer bestrebt sein, den Patienten als Ganzheit zu sehen, selbst wenn es vordergründig vor allem um einen kranken Zahn geht. Der Zahn erscheint dabei als Organ, das mit dem ganzen Körper in Verbindung steht, mit der psychischen Befindlichkeit des Betreffenden, mit seiner Lebensgeschichte. So wird die Zahnbehandlung zu einem Dialog mit dem gesamten Wesen.

Diejenigen meiner Kollegen, die wichtige wissenschaftliche Entdeckungen machen, warten in der Regel bis zum Ende ihres Lebens, bevor sie ihre Forschungsergebnisse niederschreiben und ihre auf jahrzehntelanger Arbeit beruhenden klinischen Beobachtungen und Statistiken vorstellen.

Wenn ich heute «zur Feder greife», geht es mir nicht darum, meine Statistiken über Karies publik zu machen. Die neun Jahre seit Ende meines Studiums habe ich damit verbracht, eine ganzheitliche Perspektive der Zahngesundheit zu entwikkeln. Dabei bin ich niemals bei einer Therapieform stehengeblieben, weder bei Homöopathie noch bei Akupunktur, Phytotherapie, Sophrologie, Neuraltherapie, Diätetik oder irgendeiner anderen Lehre, mit der ich mich mehr oder minder intensiv befaßt habe. Zum einen hat die Begegnung mit diesen unterschiedlichen Richtungen mein Gespür für die enge Beziehung zwischen den Zähnen und der Gesundheit des gesamten Organismus verstärkt. Zum anderen wurde mir klar, daß wir zu einer umfassenden Betrachtungsweise des menschlichen Wesens gelangen müssen, die über die reine Zahnbehandlung weit hinausgeht.

Die Medizin von gestern hat das Sein zerstückelt. Das war notwendig, um Detailkenntnisse über die menschliche Physis zu erwerben. Die Medizin von morgen muß ganzheitlich sein und übergreifend, anstatt sich im Spezialistentum zu verzetteln.

Es ist die Pflicht der Zahnmedizin, sich nicht auf die Behandlung kranker Zähne und die Anfertigung von Prothesen zu beschränken. Denn wenn es in unserem Körper ein Organ gibt, von dem die Gesundheit des gesamten Menschen abhängt, dann sind es gewiß die Zähne.

Dem Schweizer Kinderarzt, Dr. Max-Henri Béguin, ist es in wenigen Jahrzehnten gelungen, durch ein paar höchst einfache Ernährungsratschläge das Problem der Zahnkaries in einer Reihe von Familien zu beseitigen – ein unerhörter Erfolg! Offizielle Wissenschaft und Zahnmedizin aber weigern sich, seine Ergebnisse anzuerkennen – unter dem Vorwand, er sei nicht mit der «nötigen wissenschaftlichen Strenge» vorgegangen. Fest steht allerdings, daß viele junge Leute in La Chaux-de-Fonds ein perfektes Gebiß vorweisen können, mit oder ohne Fluor ...

Dr. Ralph Steinman, Professor an der zahnmedizinischen Fakultät von Loma Linda (Kalifornien), hat nach zwanzigjähriger Forschung nicht nur die Existenz eines inneren Schutzmechanismus gegen Zahnkaries nachgewiesen, sondern auch, daß dieser Schutzmechanismus durch unausgewogene Ernährung außer Kraft gesetzt wird. Eine Bestätigung für die Arbeiten Béguins. Doch Steinmans Ergebnisse schlummern in wissenschaftlichen Bibliotheken, und die wenigsten Zahnärzte kennen diese Fakten.

Im Fernsehen werden heute unweltfreundliche Batterien ohne Quecksilber angepriesen. Man weiß ja, daß Quecksilber giftig ist. Trotzdem verarbeiten Zahnärzte in aller Welt weiterhin mehrheitlich Amalgamfüllungen, die zu 50 Prozent aus Quecksilber bestehen.

Angesichts der Befunde aus sogenannten «Panorama»-Röntgenaufnahmen, die heute zur normalen Diagnostik gehören, vermuten viele ganzheitlich orientierte Zahnärzte, daß abgestorbene Zähne oder auch die Mischung verschiedener Metalle im Mund eine schädliche Wirkung auf den Gesamtorganismus ausüben können.

Wenn, wie es häufig der Fall ist, Zahnersatzmaterialien aus Gold und Amalgam einander gegenüberliegen, entsteht eine regelrechte kleine elektrische Batterie mit zweifelhaften Konsequenzen für den allgemeinen Gesundheitszustand.

Zahlreiche Chiropraktiker und Osteopathen in den Vereinigten Staaten und Europa befassen sich intensiv mit dem Gleichgewicht der Kiefergelenke, also mit den harmonischen Beziehungen zwischen den Zähnen von Oberkiefer und Unterkiefer. Nach ihren Erkenntnissen leistet dieses Gleichgewicht einen enormen Beitrag zum guten Funktionieren zahlreicher Muskeln, Organe und Knochenstrukturen unseres Körpers.

Einige Fachleute sagen rundheraus, daß viele Fälle von Rückenschmerzen durch ein Ungleichgewicht im Kiefergelenkbereich verursacht oder mitverursacht werden.

Dieses Buch ist die Frucht meiner langjährigen Bemühungen um eine Synthese: Ich habe die verschiedenen wissenschaftlichen Entdeckungen untersucht und ihren Wert danach beurteilt, wieweit sie zur Erhaltung eines natürlichen

Gleichgewichts des Körpers beitragen. Jede Wissenschaft hat ihr eigenes Licht, ihre eigene «Farbe» zu dieser Arbeit beigetragen.

Dieser Farben bediene ich mich, wenn ich Ihnen jetzt ein Bild unserer gegenwärtigen Kenntnisse über Zahngesundheit aus ganzheitlicher Sicht präsentiere.

TEIL EINS
Wie man Karies verhindert

Eines Tages kam ein Familienvater in meine Praxis, um mir die Zähne seiner beiden Söhne zu zeigen. «Ich habe mir gedacht, das könnte Sie interessieren», sagte er. Der eine der beiden (sie waren zehn bzw. zwölf Jahre alt) hatte überhaupt keine Karies und keine einzige Füllung; seine Zähne waren vollkommen in Ordnung und sehr sauber. Begeistert sprach ich ihm meinen Glückwunsch aus, wie es wohl fast jeder meiner Kollegen getan hätte. Ich weiß, daß die meisten von ihnen sich wirklich freuen, wenn sie ein Kind mit einem so perfekten Gebiß zu Gesicht bekommen. Leider passiert das heutzutage noch viel zu selten.

Dann kam der Bruder: ebenfalls keine Füllung, sehr gute Mundhygiene, aber an der Innenseite der vier oberen Schneidezähne waren leicht bräunliche Vertiefungen zu erkennen. Das Erstaunlichste aber war, daß ich bei näherer Untersuchung entdeckte, daß diese vier kariösen Stellen vollständig von einer harten und gesunden Schicht Zahnschmelz überzogen waren.

Der Prozeß der Kariesbildung war offensichtlich zum Stillstand gekommen, wenn nicht gar rückläufig. Nach einem anfänglichen Zustand der Demineralisation hatte der Organismus des Kindes die Zähne remineralisiert und mit einer ganz neuen Schicht Zahnschmelz überzogen, die absolut dicht war und guten Schutz gewährte.

Daraufhin erklärte mir der Vater, die Familie ernähre sich

sei einigen Jahren entsprechend den Prinzipien der «Kousmine»-Methode, das heißt, man achte darauf, daß die Kinder jeden Tag eine bestimmte Menge Vitamine und Mineralsalze in Form von Früchten, Trockenfrüchten, Vollkorngetreide und Ölfrüchten zu sich nähmen. Zucker und raffinierte Getreideprodukte hatten sie vom Speiseplan verbannt.

Der ältere Junge war während eines mehrmonatigen Auslandsaufenthalts zeitweise von dieser Ernährung abgewichen. Als er nach Frankreich zurückkehrte, stellte der Vater, der immer sehr auf die Gesundheit seiner Kinder bedacht war, fest, daß sich an den oberen Schneidezähnen vier Kariesstellen gebildet hatten. Voll Vertrauen in die Heilkraft der Natur unternahm er nichts weiter, als darauf zu achten, daß sein Sohn zu den «guten» Ernährungs- und Mundhygienegewohnheiten zurückkehrte. Ganz ohne zahnärztlichen Eingriff hatte sich neuer Schmelz gebildet und bedeckte nun die gesamte Oberfläche der Löcher.

Geduld und gesunde Ernährung hatten die Arbeit des Zahnarztes ersetzt und sogar übertroffen!

1 Eine Weltreise in Sachen Karies

Zunächst möchte ich Ihnen ein paar aussagekräftige Zahlen in Erinnerung rufen:

- Laut den Statistiken der Weltgesundheitsorganisation gilt die Zahnkaries nach Krebs und Herz-Kreislauf-Erkrankungen als dritte große Geißel der Menschheit.
- Die durchschnittliche Zahl der Kariesherde pro Person hat sich in zwei Jahrzehnten um das Siebenfache erhöht.
- Der Verbrauch an Industriezucker in Frankreich lag noch 1939 bei 7 Kilo pro Einwohner und scheint sich heute bei jährlich 45 Kilo pro Einwohner zu stabilisieren.
- In Frankreich haben 80 Prozent der Fünf- bis Sechsjährigen jeweils 1 bis 5 Kårieslöcher.

Vor dem Hintergrund dieser Zahlen – die in den übrigen Ländern Mitteleuropas nicht viel anders aussehen dürften – werden Sie leichter verstehen, weshalb Zahnärzte nur selten ein zwölfjähriges Kind zu Gesicht bekommen, das weder Karies noch Füllungen im Mund hat.

Bevor ich auf die verschiedenen Vorbeugungsmaßnahmen eingehe, möchte ich den Prozeß der Kariesbildung, der an der Zahnoberfläche beginnt, darstellen.

Die Entstehung von Karies

Karies ist eine Krankheit, die die mineralisierten Gewebeteile des Zahns zerstört. Bestimmte Mikroorganismen verwerten den Zucker aus der Nahrung und verwandeln ihn in Säuren. Die Säuren demineralisieren das Zahngewebe, erst den Schmelz und dann das Dentin, die Kernsubstanz der Zähne. Alsbald beginnt sich ein Loch zu bilden: die Karies. Diese schreitet sodann bis zur Zahnpulpa fort und löst dort Schmerzen aus.

Viele kennen die berühmte «saure Fermentierung», von der in den Werbesendungen des Fernsehens oft die Rede ist. Da wird dann gesagt, Nahrungsmittelrückstände und Bakterien, die auf der Zahnoberfläche haften, ließen sich durch gründliches Bürsten entfernen, wodurch das Kariesrisiko erheblich reduziert würde.

In Wirklichkeit erfaßt diese Theorie nur den äußeren Aspekt des Problems. Wir werden später sehen, daß der innere Aspekt des Problems weit komplexer ist. Es geht dabei um den fundamentalen Begriff des «Terrains» und der inneren Abwehr des Zahns gegen die Karies.

Da in den Forschungen der traditionellen Medizin der Begriff des Terrains nur selten aufgegriffen oder weiterentwickelt wird, müssen wir aus den Lehren der Homöopathie, der Akupunktur und vor allem der gesunden Ernährung schöpfen, um den Blick auf die Krankheiten von Mund und Zähnen zu erweitern – hinaus über die nützliche, aber unvollkommene Vorstellung von den Mikroben, die die Zahnoberfläche zerstören.

Ich gehe weiter unten näher auf den Prozeß der inneren Verteidigung des Zahns gegen die Karieskrankheit ein, doch zuvor ein bißchen Futter für den «gesunden Menschenverstand», mit dessen Hilfe jeder Mensch zu einer persönlichen Meinung gelangen kann: Betrachten wir einmal die Entwicklung der Zahnkaries an verschiedenen Orten unseres Planeten im Laufe der Zeiten und Generationen.

Traditionelle Ernährung und Zahngesundheit

Der Beginn unserer Forschungsreise führt uns zu einem amerikanischen Zahnarzt, einem echten Pionier und Abenteurer im Reich der Zahngesundheit: Professor Weston Price, früher Vorsitzender der zahnmedizinischen Fakultät der Universität von Philadelphia. Nachdem er lange Jahre seinen Beruf ausgeübt und seine Kenntnisse an andere weitergegeben hatte, beschloß er, seine Praxis zu verkaufen, um die Welt zu bereisen und seinen zahnärztlichen Horizont zu erweitern. Vor allem wollte er zeigen, wie sich unterschiedliche Ernährungsgewohnheiten auf den Gesundheitszustand der Zähne auswirken.

Im Laufe von zwölf Jahren besuchte er unzählige Völker und Stämme und untersuchte und fotografierte eine beeindrukkende Zahl von Gebißbögen.

Ihm war nämlich aufgefallen, daß der Großteil der Forscher sich darüber den Kopf zerbrach, warum die Bewohner der Industriestaaten so viele kariöse Zähne hatten. Er hingegen fand es logischer, sogenannte «primitive» Völker vor Ort zu beobachten, um zu verstehen, warum ihre Zähne von Karies verschont blieben.

Die Rundreise von Weston Price begann 1931/32 mit einem Besuch in abgelegenen Schweizer Bergtälern. Schon diese ersten Beobachtungen brachten ihm zahlreiche Informationen, die seine Vermutungen bestätigten: Die Bewohner der hochgelegenen Täler hatten sich eine traditionelle Ernährungsweise bewahrt und erhielten auf diese Weise ihre Zähne gesund. Bei ihnen und ihren Kindern fand Price schöne Zähne ohne Karies und Fehlstellungen.

Die Bewohner der Nachbardörfer hingegen, die durch Straßen oder die Eisenbahn mit den Städten verbunden waren, litten unter Karies, und ihre Kinder hatten unterentwickelte Gebißbögen. Ihre Zähne hatten nicht genug Platz, um in regelmäßiger Reihe im Kieferbogen zu wachsen. Sie brauchten, wie so viele Kinder heute, kieferorthopädische Behandlung.

Als Weston Price von seiner Reise zurückkehrte, veröffentlichte er ein Buch mit zahlreichen Fotos, die die Richtigkeit seiner Beobachtungen unterstrichen (*Nutrition and Physical Degeneration*). Er hatte bei allen Volksgruppen und Stämmen, die er besucht hatte, immer wieder dasselbe Phänomen beobachtet: Die Zähne blieben intakt, die Gebisse ohne Fehlstellung, solange sie an ihrer traditionellen Ernährung festhielten und nur lokale Erzeugnisse verzehrten: frisches Gemüse und Früchte, Milch, Butter und Käse, Vollkorngetreide und gelegentlich Fleisch von Tieren aus eigener Haltung.

Nach seinem Aufenthalt in der Schweiz besuchte Price Iren, Eskimos, nordamerikanische Indianer, Polynesier, Melanesier, Maoris in Neuseeland, australische Ureinwohner, Peruaner, die isoliert in den Anden lebten, und schließlich die Indianer Amazoniens.

Jede Etappe seiner Reise bestätigte seine schon gemachten Beobachtungen: Solange die Stämme isoliert lebten, waren die Gebisse tadellos und weiß. Der Bau von Straßen und Eisenbahnen jedoch und der Import raffinierter Produkte (insbesondere Zucker und Weißmehl) führten unweigerlich zum Auftreten von Karies.

Außerdem konnte Price seine Schlußfolgerungen auch an ganzen Familien überprüfen (am selben genetischen Material also), deren einzelne Mitglieder zum Teil in einem abgelegenen Tal bzw. einer isolierten Gruppe lebten, zum Teil in einem Dorf mit Kontakt zur Zivilisation: Wer in der Stadt wohnte, mußte sich damit abfinden, daß seine Zähne nach und nach von Karies befallen wurden.

Die Gesundheit der Eingeborenen verschlechterte sich also im Laufe der Jahre, wenn sie begannen, beim Lebensmittelhändler zu kaufen und der Bäcker anfing, sein Brot mit weißem Mehl zu backen. Doch nicht nur die Zähne bekamen Karies, die Widerstandskraft gegen Krankheiten überhaupt nahm insgesamt ab.

Price zeigte mit Hilfe von vielen tausend Fotografien, wie

sich die Form der Gebißbögen infolge der neuen Ernährungsgewohnheiten veränderte. Außerdem bemerkte er, daß in der darauffolgenden Generation häufiger eingewachsene Weisheitszähne vorkamen. Auf diese Weise wurde deutlich, daß schon eine Generation genügt, um die unerfreulichen Folgen einer Ernährung, die sich zum großen Teil aus raffinierten Produkten zusammensetzt, auftreten zu lassen.

Je länger Straße oder Eisenbahn schon da waren, desto gravierender die Zahnschäden. Das Buch von Price wurde in der ersten Hälfte dieses Jahrhunderts geschrieben. Es war eine der frühesten Warnungen vor den Gefahren, die aus dem Verlust der alten Ernährungsgewohnheiten und der Verwendung raffinierter Lebensmittel erwachsen. Diese Warnung galt natürlich vor allem der Zahngesundheit und der harmonischen Zahnstellung, betraf aber auch den allgemeinen Gesundheitszustand, der sich durch die Änderung der traditionellen Ernährungsgewohnheiten verschlechtert hatte.

Parallel zu den Arbeiten von Price haben andere Wissenschaftler die Bewohner von Tristan de Cunha untersucht, einer kleinen Insel, die verloren mitten im Südatlantik liegt, Tausende von Kilometern entfernt von Afrika im Osten und Südamerika im Westen (im Hinblick auf unser Thema also ein ideales Freiluft-Laboratorium). Über Generationen hinweg war diese Insel von der Außenwelt abgeschnitten gewesen.

1930 brach eine Gruppe von Medizinern zu dieser Insel auf, um sich einen Eindruck vom Gesundheitszustand der Einwohner zu verschaffen. Dazu gehörten natürlich auch Zahnuntersuchungen. Ihr Bericht besagte, daß die Gebisse der Einwohner von Tristan de Cunha einfach perfekt waren, und das bis ins hohe Alter. «Die ernährungsbedingten Voraussetzungen für die Entstehung von Karies waren nicht gegeben» – so lautete der deutliche Schluß, den diese Forscher damals zogen.

Die Bevölkerung der Insel lebte nämlich vom Fischfang und der Aufzucht von Schafen und Kühen; in den Gärten gab es Kartoffeln, Kohl, Kohlrabi und Zwiebeln, die Eier lieferten verschiedene Meeresvögel. Da auf der Insel kein Getreide wuchs, aßen die Einwohner kein Brot.

Zucker und Weißmehl galten als Luxusartikel und blieben einer Handvoll Regierungsbeamter vorbehalten.

1932 kommen britische Zahnärzte, um die Gebisse der Inselbewohner zu untersuchen: Nur bei 1,8 Prozent der Bevölkerung fanden sie Karies.

Zwanzig Jahre später dagegen, 1952, litten bereits 50 Prozent der Menschen dort unter Karies. In der Zwischenzeit hatten sich die Ernährungsgewohnheiten auf der Insel radikal verändert; der jährliche Zuckerverbrauch pro Einwohner war auf 30 Kilo gestiegen, der Weißmehlverbrauch auf 45 Kilo.

1961 liegt der jährliche Zuckerverbrauch pro Einwohner bei 50 Kilo – nur noch 2 Prozent von ihnen haben gesunde Zähne.

1982 schließlich läßt sich die Lage nur lakonisch wie folgt charakterisieren: Ernährung sowie Karieshäufigkeit auf Tristan de Cunha entsprechen vollkommen dem Standard anderer westlicher Länder.

Muß ich noch weiter ausholen, um Sie zu überzeugen, bis zu welchem Grad die Veränderung der Ernährung das Auftreten von Zahnkaries bei Völkern bedingt, die sich auf dem Weg zur «Zivilisation» befinden?

Alle Aussagen in Weston Prices Buch laufen auf dieselbe Schlußfolgerung hinaus: Die Raffinierung von Rohrzucker und Getreide verhindert die Aufnahme der Mineralsalze, Vitamine und Spurenelemente, die in natürlichen und vollwertigen Nahrungsmitteln enthalten sind. Dieser Mangel macht den Organismus anfällig und stört die natürlichen Mineralisierungsprozesse von Zähnen und Knochen.

Die folgenden Kapitel werden diese grundlegenden Erkenntnisse nachdrücklich bestätigen. Andererseits werden Sie beruhigt feststellen, daß wir keineswegs zur Steinzeit zurückkehren müssen, um gesund zu bleiben! Sie werden sehen, wie das Streben nach Harmonie mit der Natur und der Wunsch nach zeitgemäßer Ernährung sich durchaus in Einklang miteinander bringen lassen.

Weißer Zucker, brauner Zucker und nichtraffinierter Zucker (die Arbeiten von Dr. Max-Henri Béguin)

Vor ein paar Jahren trafen im Rahmen einer Fernsehsendung mehr als zwanzig Zahnärzte, Ärzte und Wissenschaftler zusammen, um über das Thema Zahngesundheit zu diskutieren. Damals hatte ich von Dr. Béguin ebensowenig gehört wie von seinen Arbeiten zur Kariesverhütung. Die Diskussion verlief, wie oft bei solchen Gesprächsrunden, lebhaft, der Lautstärkepegel stieg, die Gesichter röteten sich, und viele gegensätzliche Meinungen kamen auf den Tisch. Statt einer sachlichen Debatte entwickelte sich eine richtige Samstagabendshow – zur großen Freude all jener, die Spaß am Spektakel haben.

Die Diskussion war schon fast zu Ende, da ergriff Dr. Béguin das Wort. Zu meiner großen Überraschung sprach er in äußerst ruhigem Ton, geradezu unglaublich ruhig verglichen mit den bisherigen stürmischen Ausführungen seiner Vorredner. Die «Energieebene» und die Qualität des Zuhörens änderten sich schlagartig, und Dr. Béguin legte in friedlicher Atmosphäre die Ergebnisse seiner zwanzigjährigen Forschungen dar. Doch als er seine Statistiken zeigte, die bewiesen, daß Kinder keine Zahnprobleme bekommen, wenn sie sich gesund ernähren, wachten die anderen Mitglieder der Diskussionsrunde plötzlich wieder auf und bekundeten verächtlich, diese Arbeiten seien ihrer Ansicht nach wissenschaftlich nicht haltbar.

Am Montag nach der Sendung rief ich Dr. Béguin an, und er willigte ein, meine Frau und mich zu empfangen, damit wir seine Arbeiten besser kennenlernen konnten.

Ein paar Wochen später verbrachten wir einen ganzen Tag in La Chaux-de-Fonds, um die Einzelheiten seiner Methode kennenzulernen. Es handelte sich um die denkbar einfachste Form der Vorbeugung gegen Zahnkrankheiten. Dr. Béguin empfing uns – und wieder war jene friedliche Ausstrahlung zu spüren, die wir schon von der Fernsehsendung her kannten. Nach einem Tag intensiven Gedankenaustauschs und tiefgreifender Analyse seiner Forschungsergebnisse fuhren wir wieder ab, reich bedacht mit den verschiedensten Schriften und Unterlagen, darunter das Buch unseres Gastgebers: *Aliments naturels, dents saines*.

In diesem sehr gut dokumentierten Werk erläutert Dr. Béguin seine einzelnen Arbeitsetappen und Beobachtungen in allen Details. Das Wichtigste daraus werde ich in den folgenden Kapiteln wiedergeben.

Dr. Max-Henri Béguin ist Kinderarzt in La Chaux-de-Fonds. Schon sehr früh begann er, sich für die Kariesprobleme seiner jungen Patienten zu interessieren. Um mit der Geschichte dieser Krankheit vertraut zu werden, las er die Bücher von Weston Price und erfuhr dort unter anderem zu seinem Erstaunen, daß in der Antike die Bevölkerung kaum von Zahnkaries betroffen war.

Unabhängig von Price hatte er festgestellt, daß die Karies in der Schweiz etwa zehn, zwölf oder auch zwanzig Jahre nach dem Bau von Straßen und Eisenbahnen auftrat, wodurch die Täler aus ihrer isolierten Lage herauskamen.

Außerdem entdeckte er, daß die Zahnkaries zwischen 1939 und 1945, also in den Jahren der Rationierung, um 50 Prozent zurückgegangen war. Der Zeitpunkt niedriger Karieshäufigkeit fiel also zusammen mit dem rückläufigen Verzehr raffinierter Produkte.

Seit seiner Niederlassung in La Chaux-de-Fonds gibt Dr. Béguin den Müttern, die ihn konsultieren, einfache Ernährungsratschläge. Neun Jahre später trifft der Kinderarzt eine Schulzahnärztin, die zufällig im selben Haus wohnt, in dem er praktiziert. Die Dame zeigt sich erstaunt über die vielen Schüler mit guten Zähnen: «Das ist ja fast wie zur Zeit der Rationierung», sagt sie.

Der Arzt erzählt ihr von seinen Methoden und Überzeugungen, von den Ernährungsratschlägen, die er den Müttern, die zu ihm kommen, gibt: Nehmen Sie statt weißem Zucker vollwertigen Zucker, also den naturbelassenen Zucker des Zuckerrohrs, das ist sein erster und wichtigster Ratschlag. Diesen Zukker erhält man durch Einkochen des nach der Ernte kaltgepreßten Zuckerrohrsafts.

Des weiteren empfiehlt er Früchte und Trockenfrüchte, Vollkornmehl, Vollkornbrot und den regelmäßigen Verzehr von rohem Gemüse.

Die Schulzahnärztin antwortet: «Stimmt, ich habe diese Kinder gefragt, und sie sagten, bei ihnen zu Hause gäbe es Schwarzbrot und Rohrzucker ...»

Seit mehr als zwanzig Jahren beobachtet Dr. Béguin also Tag für Tag mit Hilfe präziser und sorgfältig angewandter statistischer Methoden die Auswirkungen von vollwertigem Zucker auf die Zähne der Kinder von La Chaux-de-Fonds.

Bei jedem Kind, das in seine kinderärztliche Praxis kommt, führt Dr. Béguin eine vollständige Zahnuntersuchung durch und stellt gezielte Fragen, um herauszufinden, ob das Kind immer vollwertige Zucker zu sich nimmt, nur von Zeit zu Zeit oder gar nicht. Auch die tägliche Fluordosis eines jeden Kindes wird genau aufgezeichnet.

Dank der Unterstützung von Mathematikern und Spezialisten für Zahngesundheit liegen mittlerweile äußerst aussagekräftige Kurven vor, die auf der Basis der jahrelangen Forschungen Dr. Béguins erstellt wurden.

Als entscheidender Faktor für die Zahngesundheit erwies sich, entgegen den Vermutungen, die Dr. Béguin zu Beginn seiner Untersuchungen hegte, der Verzehr vollwertigen Zuckers und nicht der Verzehr von Vollkornbrot.

Wie wir bereits wissen, handelt es sich bei vollwertigem Rohrzucker um nichts anderes als den reinen, getrockneten Zuckerrohrsaft. Für den Unterschied zwischen vollwertigem Zucker und weißem Zucker sind, abgesehen einmal von den unterschiedlichen Produktionsverfahren, vor allem die unterschiedlichen Inhaltsstoffe dieser beiden Nahrungsmittel verantwortlich, wie folgender Vergleich der Bestandteile von weißem Zucker, braunem Zucker und Vollrohrzucker zeigt.

Vergleichende Analyse der drei Zuckerarten

	Gehalt pro 100 g		
	Vollrohr-zucker	Rohr-zucker	weißer Zucker
Saccharose	74–92 g	96–97 g	99,6 g
Glukose (Traubenzucker)	2–11 g	0–1 g	0 g
Fruktose (Fruchtzucker)	3–12 g	0–1 g	0 g
Protein (Eiweiß)	0,4–1,1 g	0 g	0 g
Mineralsalze	1500–2900 mg	260–500 mg	30–50 mg
Kalium (K)	600–1100 mg	15–150 mg	3–5 mg
Magnesium* (Mg)	100–180 mg	13–20 mg	0 mg
Kalzium (Ca)	50–170 mg	75–95 mg	10–15 mg
Phosphor (P)	14–84 mg	3–4 mg	0,3 mg
Eisen (Fe)	3–5 mg	0,5–1,3 mg	0,1 mg
Vitamine			
Provitamine A	3,9 mg	0 mg	0 mg
Vitamin B_1	0,14 mg	0,01 mg	0 mg
Vitamin B_2	0,14 mg	0,006 mg	0 mg
Vitamin B_6	0,4 mg	0 mg	0 mg
Nicotinamid	0,2 mg	0,03 mg	0 mg
Kalziumpantothenat	1,2 mg	0,02 mg	0 mg
Vitamin C	38 mg	0 mg	0 mg

Tabelle erstellt von Dr. Max-Henri Beguin, La Chaux-de-Fonds

* Bei weißem Zucker geht das Magnesium also vollständig verloren.

Bei der Betrachtung dieser Tabelle fällt folgendes auf:

- Vollrohrzucker enthält 1500 bis 2900 mg Mineralsalze (Kalzium, Kalium und Magnesium), weißer Zucker dagegen nur 30 bis 50 mg. Und jeder weiß: Mineralsalze sind der wesentliche Bestandteil von Knochen- und Zahngewebe.
- Weißer Zucker erweist sich als sämtlicher Vitamine beraubt, da diese im Zuge der Raffinierung zerstört werden. Vollrohrzucker hingegen verfügt über einen Großteil der Vitamine, die auch im Zuckerrohr enthalten sind: Vitamin A, B und C.
- Rohzucker oder brauner Zucker liegt, was den Gehalt an Mineralien und Vitaminen angeht, zwischen weißem Zukker und Vollrohrzucker.

Da ihn die Ergebnisse zur Kariesvorbeugung bei Verwendung von braunem Zucker nicht zufriedenstellten, versuchte der Kinderarzt, einen Vollrohrzucker von wirklich hervorragender Qualität ausfindig zu machen. Schließlich fand er in Indien Zuckerlaibe, die durch einfache Trocknung aus Zukkerrohrsaft gewonnen werden: den Gur-Jaggery.

Schauen Sie sich einmal die Diagramme auf den nächsten Seiten an, die Dr. Béguin erstellt hat. Sie sagen mehr als viele Worte über den Einfluß unterschiedlicher Zucker auf die Zahngesundheit. Aus diesen Kurven ergibt sich:

- Der grundlegende Einfluß der Zuckerqualität läßt sich an den entsprechenden Kariesprozentsätzen ablesen. Die Resultate von Dr. Béguin übertreffen seine kühnsten Hoffnungen: Kinder, die ausschließlich Vollrohrzucker bekommen, erfreuen sich perfekter, makelloser Gebisse.
- Je höher der Anteil an raffiniertem Zucker, desto höher die Zahl der Karieserkrankungen, wobei die maximale Karieshäufigkeit mit ausschließlichem Verzehr von weißem Zuk-

ker zusammenfällt. Die Tatsache, daß bei fast allen Kurven die Werte für die Zehn- bis Zwölfjährigen zurückgehen, ist mit dem Verlust der Milchzähne zu erklären.

- Bei Kindern, die mal vollwertige, mal raffinierte Nahrungsmittel erhalten, liegen die Karieswerte im mittleren Bereich (vgl. das Diagramm S. 33, in dem der Prozentsatz kariöser Zähne zur Menge des verzehrten Vollrohrzuckers in Beziehung gesetzt ist).

Daraus läßt sich schließen: Die Entwicklung gesunder Zähne hängt vom Anteil der vollwertigen Nahrungsmittel ab, die man zu sich nimmt.

Zu erwähnen wäre noch, daß die Kinder, die zur Kategorie «ausschließlich Vollrohrzucker» gehören, nicht von morgens bis abends überwacht wurden. Mit anderen Worten: Sie haben möglicherweise geringe Mengen raffinierten Zucker zu sich genommen, etwa Süßigkeiten, die sie von Schulkameraden bekamen, oder Kuchen bei Geburtstagsfeiern und ähnlichen Gelegenheiten.

Zu Hause hingegen erhielten sie eine Nahrung, die ausschließlich auf der Grundlage nichtraffinierter Produkte zusammengestellt war. Nur dieses eine Kriterium war für die statistische Auswertung relevant.

Es gibt also keinen Grund, sich in Ernährungsfragen sektiererisch zu verhalten, um seinen Kindern gesunde Zähne zu verschaffen. Erforderlich sind allerdings konsequente Zusammenstellung der täglichen Nahrung, Geduld, Wachsamkeit und Beständigkeit ...

Vollrohrzucker bzw. den getrockneten Preßsaft des Zuckerrohrs kann man in jedem Naturkostladen oder Reformhaus kaufen. Im deutschen Sprachraum wird er unter verschiedenen Bezeichnungen angeboten, zum Beispiel: Rapadura, Sucanat, Ursüße und eben Vollrohrzucker. Dabei sind jene Marken vorzuziehen, deren Zuckerrohr aus biologischem Anbau stammt, sonst findet man im Vollrohrzucker unweigerlich Rückstände

Die Wirkung von Vollrohrzucker

durchschnittliche Zahl der kariösen Zähne

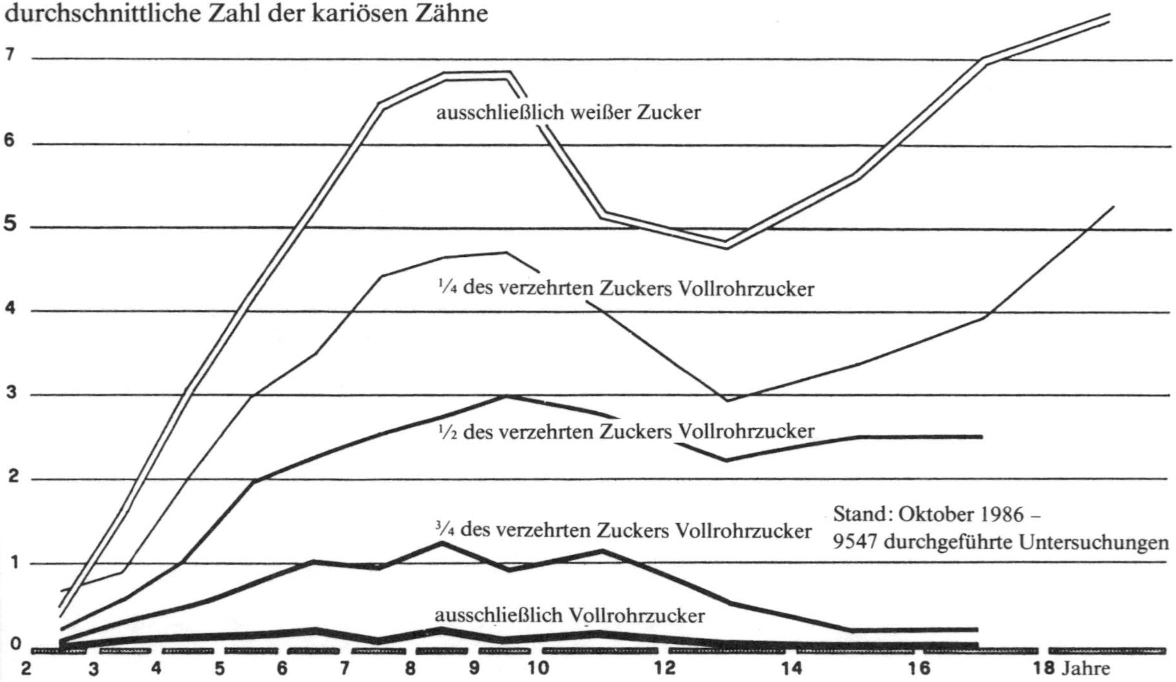

Die Wirkung von weißem, braunem und Vollrohrzucker

durchschnittliche Zahl der kariösen Zähne

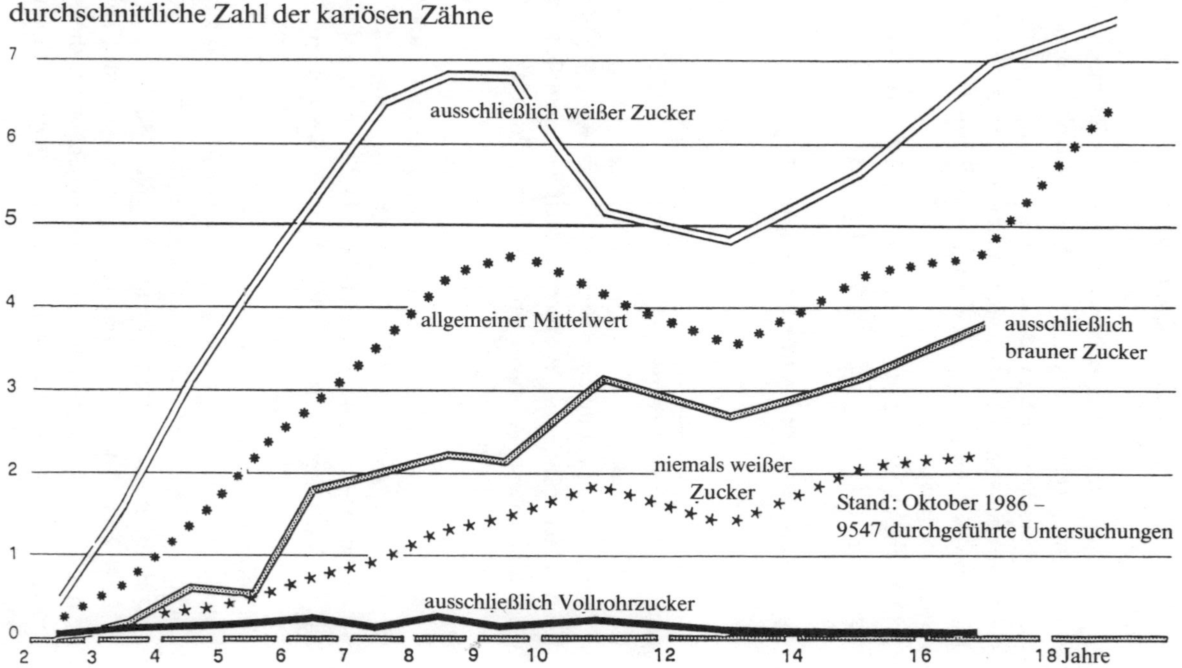

von Pestiziden und Düngemitteln, gerade weil er nicht raffiniert wird.

Zum Abschluß dieser Beobachtungen und Untersuchungen zum Thema der menschlichen Ernährungsgewohnheiten kann ich der Verlockung nicht widerstehen, Ihnen auch noch die Ergebnisse einer anderen Untersuchung mitzuteilen, die ebenfalls Mitte dieses Jahrhunderts, aber in der südlichen Hemisphäre durchgeführt wurde.

Die Arbeit von Dr. Béguin ist in der Geschichte der zahnmedizinischen Forschung sicher einzigartig. Aber auch ein kleines Waisenhaus in Australien, das Hopenwood House in der Nähe von Sydney, hat eine kleine «Revolution» in Sachen Zahngesundheit erlebt.

1945 schlug ein gewisser Dr. Goldworth dem Hopenwood House ein Experiment vor. Er war damals Leiter einer wichtigen australischen Dienststelle für Zahnhygiene und überzeugt von der Bedeutung der Ernährung für die Zahngesundheit.

Damals lag im Raum von Sydney die Karieshäufigkeit pro Kind bei 6,6 Zähnen. 95 Prozent aller Kinder hatten Karies an den Milchzähnen. Ansporn genug für Dr. Goldworth, ein Experiment durchzuführen, das diese beklagenswerte Situation ändern sollte.

Mit Zustimmung der Waisenhausleitung führte Goldworth einen gesunden Speisezettel ein, der aber nicht zu große Umgewöhnung von den Kindern verlangte. Der Plan zielte vor allem auf die Verbesserung der Zahngesundheit. Neun Jahre lang gab man den Kindern vollwertige Nahrungsmittel zu essen – Vollkornbrot, reichlich Gemüse, Früchte, Nüsse und Ölsaaten. Von Zeit zu Zeit bekamen sie Fleisch, niemals aber raffinierten Zucker. Die einzigen süßen Ausnahmen bestanden in (seltenen) Honigbroten oder mit Melasse gesüßter Milch.

Nach Ablauf der neun Jahre war die durchschnittliche Karieshäufigkeit bei den Kindern zwischen sechs und dreizehn Jahren von 6,6 kariösen Zähnen auf 1,2 gesunken. Kommentar überflüssig.

Es ließen sich ohne weiteres noch eine Vielzahl weiterer Beobachtungen aufzählen, die alle in dieselbe Richtung weisen, und später sollten auch Laborbefunde die wohlbegründeten Erkenntnisse von Männern wie Béguin und Goldworth bestätigen.

Fluor – ja oder nein?

Gegen die Forschungen von Béguin wird oft eingewendet, daß nicht untersucht wurde, ob die Kinder zusätzlich zur Vollwertnahrung Fluor genommen hätten oder nicht. Die Erfahrung hat jedoch gezeigt, daß Kinder, die Fluorpräparate schlucken, häufig unter Zahnkaries leiden, während Kinder, die «ausschließlich» Vollrohrzucker essen, tadellose Zähne behielten – mit oder ohne Fluor.

Seit man in manchen Teilen der USA das Trinkwasser fluoridiert und in Europa den Kindern Fluor in Pillenform verabreicht, hat es viele heftige Auseinandersetzungen zu diesem Thema gegeben. Bedingungslose Fluorbefürworter stehen wütenden Fluorgegnern gegenüber. Jede Seite präsentiert zahlreiche Argumente, die sich grundsätzlich widersprechen.

Die bedingungslosen Befürworter unterstreichen, daß Fluor eine schützende Wirkung auf den Zahnschmelz ausübe; die Gegner behaupten übereinstimmend, Fluor werde durch die tägliche Einnahme mit der Zeit im Organismus akkumuliert und sei keineswegs ungiftig. Es gibt zahlreiche ernstzunehmende Publikationen, die eine Reduzierung der Karieshäufigkeit bei Kindern, die Fluor nehmen, nachweisen; ebenso zahlreich aber sind medizinische Experten, die bezweifeln, daß Fluor wirklich so harmlos ist, wie immer dargestellt wird.

Die Ergebnisse des Schweizer Kinderarztes Béguin sind im Vergleich zu den mit Fluorgaben erzielten Verbesserungen äußerst ermutigend. Eigentlich sollten seine einfachen und wirkungsvollen Ernährungsvorschläge Fluor in die Kategorie der

Medikamente verbannen, die überflüssig geworden sind, weil ein wirksameres Mittel auf dem Markt erschienen ist, das in diesem Fall obendrein niemand für schädlich halten dürfte!

Zahlreiche Autoren, die sich mit Ernährungslehre befassen, betonen die große Bedeutung der in natürlichen Erzeugnissen enthaltenen Mineralsalze, Vitamine und Spurenelemente. Der Organismus braucht diese Substanzen, um Früchte, Gemüse und andere Nahrungsmittel richtig zu verdauen und zu assimilieren.

Wenn eine süße Frucht denaturiert wird, verliert sie diese wertvollen Bestandteile zum Teil oder zur Gänze. Auch die Mechanismen von Verdauung und Assimilation werden dadurch in Mitleidenschaft gezogen.

Wenn wir raffinierten Zucker essen, entzieht der Organismus die zur Verdauung des Zuckers notwendigen Mineralsalze den Mineralreserven des Körpers, also den Knochen und Zähnen. Dieser Vorgang trägt wesentlich zum Prozeß der Entmineralisierung bei, läßt das Skelett porös und die Zähne kariös werden.

Wenn man von Untersuchungen wie denen von Weston Price und Max-Henri Béguin hört, stellt der gesunde Menschenverstand eine naheliegende Frage: «Wenn sich wirklich herausgestellt hat, daß eine Ernährung mit vollwertigen Nahrungsmitteln ausreicht, um das Gebiß gesund zu erhalten, warum hört man dann so selten davon, und warum forscht die Medizin nicht in dieser Richtung weiter?»

Die Antwort ist klar: *Das wäre zu einfach*!

Die Beobachtungen von Weston Price und die Arbeiten von Béguin beinhalten eine klare Aussage: Die Zahngesundheit der Kinder liegt zunächst einmal in den Händen der Eltern. Paradoxerweise macht gerade dies das Problem der Prophylaxe so kompliziert, weil jeder einzelne und jede Familie erst einmal erkennen müssen, daß sie selbst die Verantwortung für die Gesundheit ihrer Zähne übernehmen sollten.

Es geht keineswegs um Schuldzuweisungen an den Patienten wegen exzessiven Konsums von raffiniertem Zucker. Vielmehr sollte die zahnärztliche Konsultation eher den Charakter einer Feststellung des gegenwärtigen Gebißzustands haben, begleitet von einem Dialog über die Möglichkeiten, das Fortschreiten der Karies zu stoppen und einen Prozeß allgemeiner Remineralisierung einzuleiten.

Nicht jeder Patient und nicht jeder Zahnarzt werden dieses Vorgehen akzeptieren, denn Gespräche über Ernährung und Remineralisierung führen unweigerlich dazu, daß man in Konflikt gerät mit alten Gewohnheiten. Und damit ist das Schlüsselwort gefallen: *Gewohnheiten.* Daß man seine Ernährungsgewohnheiten ändern sollte, ist schnell gesagt, eine tatsächliche im Alltag gelebte Veränderung weitaus schwieriger.

Und noch ein zweiter Punkt bedarf näherer Betrachtung. In den Vereinigten Staaten hat sich die Mehrzahl der Bundesstaaten für eine Trinkwasserfluoridierung entschieden; und die Pharmafirmen haben kolossale Summen in die Erforschung des Fluors gesteckt, die sich natürlich rentieren sollen. Man kann ohne weiteres das Trinkwasser einer ganzen Region fluoridieren. Weit schwieriger ist es, jeder Familie Ernährungsratschläge zu geben und sie dann ein paar Monate später zu fragen, ob sie den guten Rat auch befolgt haben.

Dank statistischer Erfassungsmethoden läßt sich die Karieshäufigkeit in den Staaten mit Trinkwasserfluoridierung jener in den fluorfreien Nachbarstaaten leicht gegenüberstellen. Doch dummerweise gibt es immer weniger Therapeuten, die Fluor für absolut ungiftig halten; und immer mehr Publikationen warnen vor seiner täglichen Aufnahme.

Da es mir in diesem Buch nicht um eine Diskussion zum Thema Fluor geht, erlaube ich mir, ganz einfach meine persönliche Meinung dazu zu äußern. Die Verabreichung von Fluor in Kombination mit regelmäßigem Zähneputzen unter Verwendung fluorhaltiger Zahnpasta hat in einigen Gebieten (wie Französisch-Polynesien) die geradezu epidemieartige Ausbreitung der Zahnkaries stoppen können.

Der erbärmliche Gesundheitszustand der Zähne der Polynesier zwang zu solchen Notmaßnahmen. Die Verabreichung von Fluor ließ sich am raschesten organisieren und war leicht zu kontrollieren. So konnte der katastrophalen Bedrohung der Zahngesundheit in Polynesien begegnet werden.

Andererseits darf man Fluor nicht als ursächliches Heilmittel gegen Karies betrachten, denn Zahnkaries ist bei der großen Mehrzahl der Kinder nicht auf einen Mangel an Fluor zurückzuführen.

Wenn jemand Kopfschmerzen hat, weil er angespannt und überarbeitet ist, leidet er ja auch nicht unter Aspirinmangel. Gegen die Ursache der Kopfschmerzen hilft das Medikament nicht, allenfalls gegen die Symptome. Wenn man Kopfschmerzen ursächlich bekämpfen wollte, könnte man zum Beispiel die Arbeit regelmäßig unterbrechen und dann Atem- oder andere Entspannungsübungen, die einem zusagen, machen.

Ebenso wird die Einnahme von Fluor nie etwas an der Tatsache ändern, daß die meisten Menschen heute unter Demineralisierung infolge einer mangelhaften Mineralversorgung leiden, die sich folgerichtig aus dem Verzehr industriell bearbeiteter Nahrung ergibt.

Zahlreiche Gemüse enthalten beträchtliche Fluormengen. Doch in diesen Fällen ist die Dosis von der Natur vorgegeben und steht im Gleichgewicht mit den anderen Bestandteilen des Gemüses. Bei regelmäßiger Ernährung mit solchen Produkten nehmen wir mit den grünen Blättern der Gemüse ausreichend Fluor zu uns. Und Teeblätter zum Beispiel haben angeblich den beträchtlichen Fluorgehalt von etwa 160 mg pro Kilo.

Kehren wir noch einmal zurück nach Polynesien. In den Tropen wächst eine Knolle namens Taro (Wasserbrotwurzel), die eine erhebliche Fluormenge enthält. Man kocht sie in Wasser oder bäckt sie im Ofen, ähnlich wie Kartoffeln. Zum Besten ihrer Zahngesundheit hätten die Polynesier die Möglichkeit, wieder mehr Taroknollen zu essen (die übrigens auch reich an anderen Mineralien sind) und ihren hohen Verbrauch an raffiniertem Zucker durch die Verwendung vollwertigen Zuckers zu ersetzen. Schließlich gedeiht Zuckerrohr auf Tahiti prächtig.

An die Stelle von systematischen Fluorgaben sollte eine Ernährung treten, die so zusammengesetzt sein müßte, daß sie nicht nur Karies verhüten, sondern auch für eine allgemeine Remineralisierung sorgen würde.

Jahr für Jahr steigt die Zahl der Menschen, die sich der Notwendigkeit einer ausgewogeneren Ernährung bewußt werden, und die Nachfrage nach vollwertigen Nahrungsmitteln wird immer stärker. Auch die entsprechende Literatur, sowohl populären wie auch wissenschaftlichen Zuschnitts, findet immer mehr Leser. Offensichtlich wächst sogar in den Forschungsinstituten das Interesse, sich mit dem Prozeß der Remineralisierung eingehender zu befassen.

2 Unsere Zähne aus der Nähe betrachtet

Schematische Darstellung eines Zahns

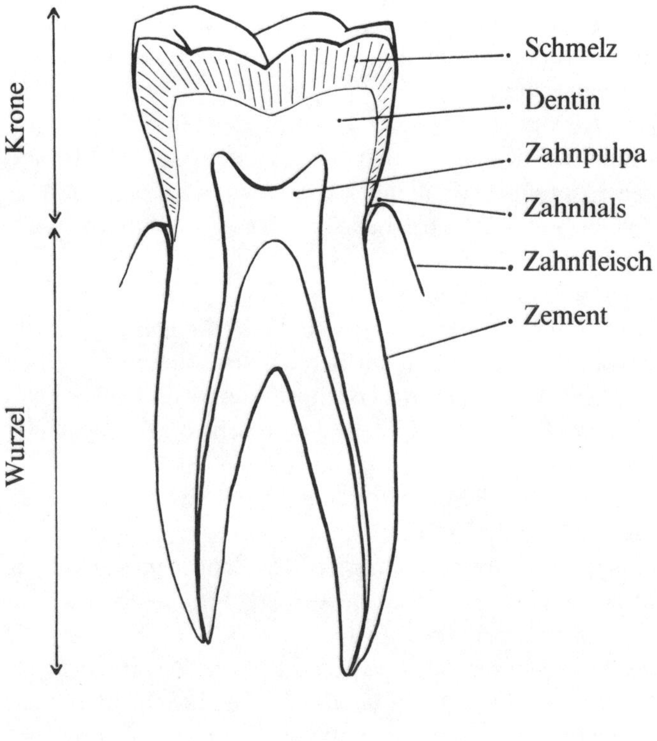

Diese Zeichnung soll uns helfen, das, was in den folgenden Kapiteln erörtert wird, besser zu begreifen.

Der Zahn besteht vorwiegend aus Dentin, welches auf Höhe der Krone mit einer Schicht aus Zahnschmelz, im Wurzelbereich mit Zement überzogen ist. Im Innern des Zahns sehen wir eine Aushöhlung, die sich von der Krone bis zum Ende der Wurzel erstreckt. Diese Aushöhlung nennt man Zahnhöhle. Sie beherbergt die Pulpa.

Die Zahnpulpa, häufig auch «der Nerv» genannt, ist eigentlich dazu da, um ein Bündel von Nerven und Gefäßen zu schützen, das aus einem Nerv, einer kleinen Arterie, einer Vene und Lymphgefäßen besteht. Wenn der Zahn von einer tiefgehenden Karies betroffen ist, wird der Nerv von Blutgefäßen zusammengedrückt, in denen sich das Blut staut. Dann kommt es zu der berühmten «Pulpitis», die sich in rasenden Zahnschmerzen äußert.

Vom Nerv gehen winzige Nervenfibrillen ab, die sich in mikroskopischen Kanälen durch das gesamte Dentin ziehen und für seine Empfindungsfähigkeit sorgen. Man hat pro Quadratmillimeter bis zu 2000 solcher Kanälchen gezählt. Kein Wunder, daß der Bohrer des Zahnarzts gelegentlich eine «leicht schmerzhafte Empfindung» auslöst . . .

Der Schmelz hingegen setzt sich aus Kristallen zusammen, deren Dichte größer ist als im Bereich des Dentins. Sie geben ihm seine Härte, seine Widerstandsfähigkeit und seine glänzende Oberfläche. Die Kristalle liegen sehr dicht aneinander und sind, anders als das Dentin, nicht von Nervenfibrillen durchzogen. Aus diesem Grund verursacht Bohren am Zahnschmelz keine Schmerzen.

Andererseits gibt es im Innern des Zahnschmelzes kleine Hohlräume von sehr geringer Ausdehnung, deren Sinn wir gleich kennenlernen werden.

Die Mehrzahl der Autoren beschreibt den Zahnschmelz als undurchdringliche, hermetisch abschließende Schicht, die das Zahninnere vom Mundraum und vom Speichel isoliert.

Doch ein kalifornischer Zahnchirurg, Dr. Ralph Steinman, ist da anderer Meinung. Er ist Professor an der Universität von Loma Linda in der Nähe von Los Angeles und hat diese angeblich so undurchdringliche Schicht unter völlig neuen Gesichtspunkten erforscht.

Die schützende Dentinflüssigkeit

Erinnern wir uns daran, daß Karies von Bakterien ausgelöst wird, die Zucker in Säuren umwandeln, welche daraufhin die Zahnoberfläche angreifen können. Steinman hat nun gezeigt, daß dies jedoch nur unter ganz bestimmten Bedingungen geschieht. Er und seine Kollegen aus Loma Linda haben nämlich die Existenz eines inneren Schutzmechanismus nachgewiesen, der die Zerstörung des Zahnschmelzes durch Säuren verhindert.

Dieser Schutzmechanismus arbeitet mittels einer reinigenden Flüssigkeit, die durch Dentin und Schmelz strömt. Sie fließt von der Zahnpulpa bis zur Oberfläche des Schmelzes und findet ihren Weg durch die erwähnten winzigen Hohlräume im Schmelz.

Die ersten Veröffentlichungen von Steinman stammen aus dem Jahre 1958. Mit anderen Worten: Seit dreißig Jahren befaßt sich eine Gruppe von Wissenschaftlern mit dem Nachweis, daß der Zahn sich selbst gegen demineralisierende Säuren schützen kann. Eine fundamentale Entdeckung, die völlig neue Perspektiven für die Kariesverhütung und für unsere Begriffe von Zahngesundheit allgemein eröffnet.

Man bekommt schließlich auch keine Bronchitis, nur weil man auf die Straße geht, wenn es draußen zehn Grad minus hat! Ebenso muß ein säuerndes Nahrungsmittel keineswegs unbedingt eine Karies auslösen.

Damit wären wir wieder beim Begriff des Terrains angelangt, mit dem sich so vieles erklären läßt. Auch die kalifornischen

schen Wissenschaftler stimmen der Aussage von Claude Bernard zu: «Die Mikrobe ist nichts, das Terrain ist alles.»

Das Forschungsteam von der Universität von Loma Linda hat sich bemüht herauszufinden, welche allgemeinen Parameter die Reinigungstätigkeit dieser Dentinflüssigkeit beeinflussen können.

Nachdem die Forscher eine wirksame Methode zur Markierung der Flüssigkeit gefunden hatten, wiesen sie nach, daß deren Aktivität durch eine hormonelle Botschaft der Ohrspeicheldrüse ausgelöst wird. Wenn die Ohrspeicheldrüse das betreffende Hormon nicht mehr absondert, verringert sich auch die Dentinflüssigkeit, versiegt ganz oder fließt zurück vom Schmelz zur Pulpa anstatt umgekehrt. Damit ist der Zahn nicht mehr geschützt und den Angriffen von Bakterien und Säuren ausgeliefert.

Es steht also fest: Der Zahn besitzt einen inneren Schutz gegen Karies.

Als nächstes machten sich die Kalifornier an die Bestimmung der Faktoren, die die Funktion der Zahnflüssigkeit positiv bzw. negativ beeinflussen. Vielleicht haben Sie es bereits erraten: Eine entscheidende Bedeutung für die Hormonproduktion der Ohrspeicheldrüse besitzt die Ernährung ...

Bei den ersten Untersuchungen richtete sich das Augenmerk der Forscher vor allem auf die Bedeutung körperlicher Bewegung. Sie fütterten zwei Gruppen von Labortieren mit einer kariogenen (also karieserzeugenden) zuckerreichen Diät.

Die erste Gruppe wurde dabei in ihrer Bewegungsfreiheit stark eingeschränkt und künstlich ruhig gehalten. Obwohl die Tiere äußerlich gesund wirkten, entwickelten sie bereits nach ein paar Wochen Zahnkaries.

Die zweite Gruppe erhielt dieselbe Diät, mußte aber jeden Tag körperliche Übungen absolvieren und wurde nicht in Käfigen eingesperrt. Diese Tiere bekamen fast dreimal seltener Karies.

Jetzt hätte der Schluß nahegelegen, daß körperliche Bewegung wesentlich zur Verhütung von Zahnkaries beitragen kann. Doch dann machte man ein weiteres Experiment mit einer dritten Gruppe von Tieren, die wieder dieselbe Diät erhielten, eingesperrt waren und künstlich ruhiggehalten wurden, diesmal aber täglich bestimmte Übungen absolvieren mußten. Sie bekamen fast genausooft Karies wie die Tiere der ersten Gruppe.

Die Lehre, die man 1960 aus diesen Experimenten zog, war die, daß neben einer kariogenen Ernährung auch Streß (in diesem Fall die räumliche Beengtheit) die Bildung von Karies begünstigt.

Einige Jahre später wies Steinman nach, daß die Sekretion des fraglichen Hormons der Ohrspeicheldrüse direkt mit der Funktion des Hypothalamus zusammenhängt. Im Anhang dieses Buches sind die Forschungen von Steinman näher beschrieben. Hier darum nur soviel: Der Hypothalamus ist ein Bereich des Gehirns, der direkt auf Streßfaktoren reagiert und zwar durch Veränderungen des Herz- und Atemrhythmus und Ansteigen des arteriellen Blutdrucks.

Ausgehend von diesen Entdeckungen konzentrierte sich das Forscherteam von Loma Linda auf die Beziehung zwischen der Ernährung und dem Verhalten der Zahnflüssigkeit und der daraus resultierenden Karieshäufigkeit.

Dabei gelang der Nachweis, daß das Verhalten dieser Flüssigkeit durch raffinierte Lebensmittel verändert wird: Jedesmal, wenn man wiederholt bzw. mehrere Tage oder Wochen lang kariogene Nahrung zu sich nimmt, stellt die Ohrspeicheldrüse die Hormonproduktion ein, und die schützende Flüssigkeit strömt nicht mehr oder fließt in der umgekehrten Richtung. Auch eine derartige Ernährung könnte man von daher als Streßfaktor bezeichnen.

Eine ausgewogene Ernährung mit vielen vollwertigen Erzeugnissen, Früchten und Gemüsen ist der beste Garant für das richtige Funktionieren des Hypothalamus und die Hormonproduktion der Ohrspeicheldrüse, also auch für den richtigen Lauf der Dentinflüssigkeit. Auf diese Weise bleibt der Zahn auch dann gegen Karies geschützt, wenn man ausnahmsweise mal Fabrikzucker ißt.

Das erklärt auch, warum die Kinder von La Chaux-de-Fonds, deren tägliche Nahrung vorwiegend aus Naturprodukten bestand, keine Karies bekommen haben, wenn sie gelegentlich etwas raffinierten Zucker verzehrten.

Vor kurzem schrieb mir Dr. Steinman, er habe zu seiner Genugtuung von einer Gruppe japanischer Wissenschaftler gehört, die die Existenz eines Hormons der Ohrspeicheldrüse nachgewiesen hätten, welches die Funktion der Dentinflüssigkeit anrege ... Den Professoren Yamamoto und Tateki aus Kawasaki ist es sogar gelungen, die chemische Formel dieses Hormons zu bestimmen. Steinman schloß seinen Brief mit dem bezeichnenden Satz: «Die Arbeiten eines einzelnen Forschers bleiben so lange suspekt, bis sie von anderen Wissenschaftlern bestätigt werden.»

Auch Dr. Bibby, Zahnarzt und Professor an der Universität Rochester im Staate New York, hat zahlreiche Untersuchungen zur Funktion der Ernährung durchgeführt. Dabei entdeckte er, daß bestimmte Nahrungsmittel ein saures Milieu im Mund erzeugen und dennoch den Zahnschmelz nicht demineralisieren (z. B. Weizenvollkornmehl), während andere wenig Säure produzieren, aber den Schmelz stark entmineralisieren (z. B. Weißmehl). Diese Ergebnisse setzen ein großes Fragezeichen hinter die traditionellen Lehrmeinungen zur Bildung von Karies. (Im Anhang sind einige der faszinierenden Forschungsergebnisse von Dr. Bibby wiedergegeben.)

Dr. Steinmann hat nachgewiesen, daß es eine direkte Verbindung zwischen dem Organ Zahn und dem Gesamtorganismus gibt. Seine Ergebnisse legen den Zahnärzten nahe, ihre Patienten nicht mehr als Menschen mit kariösen Zähnen zu betrachten, sondern als demineralisierte Organismen, gestreßt durch ihre Ernährungs- und Lebensgewohnheiten.

Bevor wir jedoch mit den grundsätzlichen Erörterungen

fortfahren, wollen wir noch einige praktische Probleme ansprechen.

Vom Bürsten, Kauen und Schmecken

Da wäre zum Beispiel die Zahnbürste. Zunächst möchte ich ausdrücklich betonen, daß man sich zweimal täglich gründlich die Zähne putzen sollte, um Lebensmittelrückstände und Mikroorganismen zu entfernen, die zur Bildung der berühmten Plaque beitragen – egal wie man sich ernährt. Außerdem bringt es der Alltag so mit sich, daß wir gar nicht immer vollwertige und frische Nahrungsmittel zu uns nehmen können.

Zur Zeit zieht eine klare Mehrheit der Zahnärzte nach zahlreichen Studien Zahnbürsten mit weichen Borsten vor, die sich leicht an die Zahnoberfläche anpassen und das Zahnfleisch nicht verletzen. Außerdem provoziert eine weiche Bürste weit seltener Zahnfleischschwund. Allerdings muß man mit weichen Borsten länger bürsten als mit harten. Um beim Zähneputzen etwas zu erreichen, sollte man die Zähne jedesmal mindestens drei Minuten lang bürsten – natürlich nach den Mahlzeiten.

Die Wahl der Zahnpastamarke ist weit weniger wichtig, als die Werbung uns weismachen will. Viel wichtiger ist es, daß man beim Bürsten die richtige Technik anwendet, damit die Zahnoberfläche gereinigt und das Zahnfleisch stimuliert wird. Im Anhang dieses Buches ist eine empfehlenswerte Bürsttechnik beschrieben. Um sie noch zu vervollkommnen, sollten Sie sich an Ihren Zahnarzt wenden und sich die verschiedenen Bürstmöglichkeiten zeigen lassen, sich bei der Wahl der Zahnpasta beraten lassen und vor allem regelmäßig (alle sechs Monate) die Zähne kontrollieren lassen.

Ein normales, ausgeglichenes Kind, das stets vollwertige Lebensmittel erhält, braucht keine Fluorzahnpasta, das haben die Arbeiten von Dr. Béguin gezeigt. Andererseits kann eine Fluorzahnpasta der Karies bei solchen Personen vorbeugen helfen, die ihre Ernährungsgewohnheiten nicht ändern wollen.

Zahnseide ist nützlich, um die Zahnzwischenräume, die man mit der Zahnbürste nicht erreicht, zu säubern. Durch diese Reinigungspraxis verhindert man die Bildung sogenannter «proximaler» Karies.

Reinigungsgeräte, die mit einem Wasserstrahl arbeiten, können dieselbe Funktion erfüllen und haben den Vorteil, daß sie das Zahnfleisch nicht verletzen. Die Zahnseide kann man nicht immer genau kontrollieren, so daß man sich damit manchmal ins Zahnfleisch schneidet. Beim Wasserstrahlreiniger läßt sich die Zahnpflege mit einer medizinischen Mundddusche verbinden. Dazu braucht man nur das gewünschte Mundwasser in den Flüssigkeitsbehälter des Apparats zu geben.

Wichtig für die Zahngesundheit ist auch, ob man etwas Süßes im Rahmen einer größeren Mahlzeit oder zwischen den Mahlzeiten ißt. Vor allem Kinder naschen gern mal ein Bonbon oder ein Stück Schokolade «zwischendurch».

Man hat nachgewiesen, daß zuckerhaltige Lebensmittel ein saures Milieu im Mund erzeugen. Die Säure entwickelt sich in den ersten Minuten nach Verzehr des Lebensmittels. Ein saures Milieu aber hängt in vielen Fällen mit erhöhtem Kariesrisiko zusammen. Experimente haben nun gezeigt, daß der Säuregrad dann am höchsten liegt, wenn man ein zuckerhaltiges Lebensmittel für sich allein verzehrt, zum Beispiel vormittags als «zweites Frühstück» oder nachmittags «zum Kaffee». Ißt man statt dessen eine Frucht oder – noch besser – ein Stück Käse, wird die Säure gepuffert und das Kariesrisiko reduziert.

Wohlgemerkt, im Lichte der oben erwähnten Arbeiten dürfte das Kariesrisiko gering sein, wenn so eine süße Zwischenmahlzeit die Ausnahme bleibt. Wenn es aber jeden Nachmittag Kaffee und Kuchen mit raffiniertem Zucker und Mehl gibt, läuft man ein maximales Risiko, an Karies zu erkranken, um so mehr, wenn man es mit dem Zähneputzen nicht so genau nimmt.

Als praktische Lösung, die sowohl die Sorge um die Zahngesundheit als auch die Geschmacksvorlieben vor allem der Kinder berücksichtigt, bietet sich eine «ideale» Mischung an aus frischem Obst, Trockenfrüchten (z. B. Datteln und Rosinen) und zum Abschluß ölhaltigen Früchten wie Mandeln, Hasel- oder Walnüssen – jeweils in vernünftigen Mengen. Dabei sollte man sich nach dem Geschmack des Betreffenden richten, zum Beispiel auf Wunsch statt Nüsse auch Käse geben. Die Säure im Mund bleibt harmlos, solange die normale Ernährung des Kindes stimmt. Auf diese Weise geschützt, wird es nicht nur ein starkes bleibendes Gebiß entwickeln, sondern rundum gesund sein.

Im Anhang dieses Buches finden Sie eine Reihe von Anregungen für die Vollwertküche. Die vorgeschlagenen Speisen sind leicht zuzubereiten und unterstützen den Vorgang der Mineralisierung durch ihren beträchtlichen Gehalt an Mineralsalzen, Vitaminen und Spurenelementen, die zum guten Funktionieren unseres Organismus notwendig sind.

Die letzte Empfehlung, die ich geben möchte, ist wiederum gleichermaßen nützlich für die Zahngesundheit wie für den allgemeinen Gesundheitszustand. Ich meine das richtige Kauen. Weston Price hat anläßlich seiner Forschungsreise um die Welt den Einfluß des Kauens auf die Ausbildung der Gebißbögen anhand zahlreicher Fotografien nachgewiesen.

Die Backenzähne und Gebißbögen von Stämmen, die bei ihrer ursprünglichen Ernährung geblieben waren, zeigten sich gut entwickelt, das heißt, jeder Zahn hatte genügend Platz, um sich harmonisch in die Gebißreihe einzugliedern. Nur selten fand Price eingewachsene Weisheitszähne.

Nach Veränderung der Ernährungsgewohnheiten traten jedoch eingewachsene Weisheitszähne häufiger auf, und die Zähne standen oft krumm und schief im Mund. Genau diese Disharmonie von Zähnen und Kiefern treibt heutzutage die Menschen in die Praxen der Kieferorthopäden.

Die moderne Ernährung ist insgesamt wesentlich weicher

als die unserer Vorfahren. Das fängt schon beim Weißbrot an und bei unserer Gewohnheit, die meisten Nahrungsmittel zu kochen. Die Folge ist, daß wir weit weniger Mühe aufs Kauen aufwenden müssen. So wird die Kauzeit beträchtlich verkürzt.

Erschwerend hinzu kommt der Rhythmus des modernen Lebens, der uns immer weniger Zeit läßt zum Essen, so daß es oft nur für Fast food reicht. Im schlimmsten Fall betrachtet man Kauen als vergeudete Zeit, die man «gewinnbringender» verwenden könnte.

Wer seine Nahrung richtig kaut, ermöglicht damit eine optimale Bildung von Speichel und den darin enthaltenen Verdauungsenzymen. Auch die Sekretion von Magensäften wird reflektorisch durch die Kaubewegungen ausgelöst.

Ich möchte nicht so weit gehen wie gewisse Autoren, die empfehlen, jeden Bissen genau dreißig- oder fünfzigmal zu kauen. Aber es sollte wirklich jeder Bissen gründlich gekaut werden, und man sollte in entspannter Atmosphäre essen. Daß man natürlich nur mit gesunden Zähnen optimal kauen kann, braucht wohl nicht eigens betont zu werden ...

Die Mundhöhle ist ein Körperbereich von großer symbolischer Bedeutung, eine Zone intensiven Energieaustauschs. Die jahrtausendealten Texte der Chinesen messen in diesem Zusammenhang der Idee des Geschmacks grundlegende Bedeutung bei. Jedes Lebensmittel besitzt eine energetische Qualität, von der sein Geschmack zeugt. Zunge und Geschmacksorgane fangen den Geschmack ein und übertragen seine energetische Qualität auf verschiedene Körperorgane.

Form, Aussehen und Qualität unserer Organe sind abhängig vom Geschmack. Mit anderen Worten: Energie, Atem und Geschmack erschaffen die Form, auch wenn das ein wenig überraschend klingen mag.

Versuchen Sie einmal, sich ein Essen ganz ohne Geschmack vorzustellen, ohne besondere Note, zusammengesetzt aus Nahrungsmitteln, die alle völlig neutral schmecken, weder sauer noch bitter, noch süß, noch pikant, noch salzig. Wäre das nicht eine schrecklich langweilige und triste Mahlzeit, bei der man fast die Lust am Kauen verlieren könnte, selbst wenn alle Wissenschaftler der Welt uns davon zu überzeugen versuchten, daß diese Nahrungsmittel randvoll mit Vitaminen, Proteinen und Mineralstoffen seien?

Der Geschmack stimuliert nicht nur unsere Lust zu leben, zu essen und zu beißen, sondern regt auch durch die von ihm hervorgerufenen Empfindungen den Körper in seiner Ganzheit an und beeinflußt unsere Verfassung und die unserer Organe.

Richtiges Kauen läßt uns die Qualität der Lebensmittel, die wir verzehren, voll und ganz genießen. Richtiges Kauen ist die ideale Vorbereitung für jenen Austausch zwischen einem Lebensmittel und unserem gesamten Wesen, den der Akt des Essens repräsentiert.

Im Bereich der Zähne bewirkt das Kauen der Lebensmittel ein regelrechtes Bürsten und Massieren von Zähnen und Zahnfleisch. Diese mechanische Arbeit reinigt die Zähne und stimuliert das Zahnfleischgewebe. Wer einen knackigen Apfel ißt, reinigt tatsächlich seine Zähne, vor allem die Oberfläche der Schneidezähne. Ein Ersatz fürs Zähneputzen, wie manche meinen, kann der Verzehr eines Apfels allerdings nicht sein.

3 Ernährung und Gesundheit

Bei seinen jahrelangen Reisen ging es Weston Price natürlich vor allem darum, mehr zu erfahren über die Beziehung zwischen Ernährung und Zahngesundheit. Doch auch der unterschiedliche allgemeine Gesundheitszustand der einzelnen Stämme und Volksgruppen entging dem aufmerksamen Auge des Reisenden nicht.

Price stellte fest, daß Bevölkerungsgruppen, die ihre traditionelle Ernährung beibehalten hatten, gesundheitlich wesentlich robuster waren. Immer wieder traf er an abgelegenen Orten auf stämmige Burschen, die sich bester Gesundheit und eines idealen Gebisses erfreuten. Unter diesen Menschen lag der Anteil der degenerativen Erkrankungen extrem niedrig. So gab es hier zum Beispiel weit weniger Tuberkulosefälle als in Dörfern und Städten, die sich auf moderne Ernährung umgestellt hatten. Price hielt den allgemeinen Gesundheitszustand der Stämme, die er besuchte, in ausführlichen Aufzeichnungen, vor allem aber auf zahlreichen Fotografien fest, die er von seiner Weltreise mitbrachte.

Zu seiner Überraschung stellte Price fest, daß die Kinder, die sich nach Art ihrer Vorfahren ernährten, nicht nur gesunde, weiße Zähne hatten, sondern auch in der Schule überdurchschnittlich gut mitkamen. Diese Kinder konnten sich ausgezeichnet konzentrieren und ihre körperlichen und intellektuellen Fähigkeiten stets optimal einsetzen.

Für Price erschien die Zahnkaries – als die am weitesten verbreitete degenerative Erkrankung der Welt – wie ein Spiegelbild des allgemein schlechten Gesundheitszustands seiner Zeitgenossen. Seine Fotos zeigen Kinder, die sich einer ausgezeichneten Gesundheit erfreuen, frei lächeln und lachen und dabei ihr Wohlbefinden durch makellose, regelmäßig gewachsene weiße Zähne ausdrücken. In den meisten Fällen litten Kinder, die von anderen Krankheiten betroffen waren, auch unter Karies, ihre Zähne hatten nicht genug Platz im Kieferbogen, und die Backenzähne waren weniger entwickelt.

Sieht man einmal vom makabren Aspekt der Sache ab, kam es wohl kaum von ungefähr, daß die Verkäufer und Käufer von Sklaven stets die Gebisse der «Ware» prüften, um sich ein Bild von Gesundheitszustand und Robustheit ihres zukünftigen Dieners machen und die richtige Wahl treffen zu können.

Für den aufmerksamen Beobachter erweist sich der Mund als Spiegel der Gesundheit des ganzen Körpers. Gesunde Zähne lassen auf ein Vitalitätspotential schließen, das den Menschen befähigt, sich mit maximalen Erfolgsaussichten ins Leben zu stürzen. Es ist auch kein Zufall, daß die leistungsfähigsten Sportler hervorragende Gebisse haben. Die Piloten von Linienflugzeugen und mehr noch die von Jagdbombern müssen ihre Zahngesundheit genauestens überwachen, denn für die extremen Bedingungen beim Überschallflug braucht man ein völlig intaktes Gebiß.

Nicht nur Weston Price, sondern auch eine ganze Reihe anderer Mediziner und Therapeuten hat seit Beginn unseres Jahrhunderts die Auswirkungen der Ernährung auf den allgemeinen Gesundheitszustand beobachtet. Sie alle haben vor den Gefahren gewarnt, die uns durch raffinierte Nahrung drohen, die kaum Mineralsalze, Vitamine und Spurenelemente enthält. Das Verdienst von Price liegt in seiner besonderen Betonung der zahnmedizinischen Seite des Problems.

Richtlinien für eine einfache Basisdiät

Ernährung und Diätformen sind Gegenstand zahlreicher Bücher, welche die Frage, wie man sich ernähren sollte, sehr unterschiedlich, ja geradezu einander widersprechend beantworten. Deshalb ist es wohl am besten, wenn man sich zunächst auf die Ratschläge von jemandem verläßt, der sich auf diesem Gebiet bereits auskennt.

Da gibt es nämlich jene Autoren, die meinen, man sollte nur rohe Lebensmittel verzehren; andere empfehlen, die meisten Lebensmittel zu kochen; Vegetarier sind überzeugt, den einzig richtigen Weg gefunden zu haben. Manche meinen, man müßte möglichst viele Nahrungsmittel miteinander mischen; andere hingegen warnen den Leser dringend davor, unterschiedliche Erzeugnisse, etwa Früchte und Getreideprodukte, zu vermengen. Ein Werk rühmt die wohltuende Wirkung von Milchprodukten, das nächste behauptet, gerade Milchprodukte könnten Krebs erzeugen. Der eine Autor empfiehlt, morgens nichts zu essen, weil sich der Körper zu dieser Zeit reinigen müsse; sein Kollege behauptet, das Frühstück sei die wichtigste Mahlzeit des Tages . . .

Das Ganze wäre eher lustig, wenn es nicht so viele Patienten gäbe, die (neben anderem) unter ernährungsbedingten Störungen leiden und sich durch all diese Widersprüche verunsichern und abschrecken lassen und gar nicht mehr mit der Ernährungsumstellung beginnen mögen.

Dennoch gibt es Krebskranke, die tatsächlich geheilt werden, indem sie ausschließlich rohe Speisen zu sich nehmen, andere, die gesund werden, indem sie auf Milchprodukte verzichten, und wieder andere, die ihr Wohlbefinden darauf zurückführen, daß sie Vegetarier geworden sind.

Auch das Fasten hat schon vielen geholfen. Andere werden wieder gesund, ohne auch nur das Geringste an ihren Ernährungsgewohnheiten zu ändern – einfach weil sie begreifen, daß die Krankheit sie auffordert, in einem bestimmten Bereich ihres Lebens etwas zu verändern, der manchmal überhaupt nichts mit der Ernährung zu tun hat.

Ich möchte gewiß keinen weiteren Beitrag zu dieser Verunsicherung auf dem Ernährungssektor leisten. Es geht mir vielmehr darum, diese apodiktischen Theorien zu relativieren und zu unterstreichen, wie wichtig das individuelle Urteilsvermögen ist und daß die Wahl des persönlich richtigen Speisezettels in der Hand jedes einzelnen liegt.

Eine extreme Diät kann sich durchaus zu einem bestimmten Zeitpunkt als gesundheitsfördernd und entscheidend für den Erfolg einer bestimmten Therapie erweisen. Doch für den Mittelweg einer gesunden täglichen Ernährung sollte unser einziges wesentliches Kriterium sein, ob diese Ernährung uns erlaubt, innere Harmonie zu finden und die Vitalitätsreserven des Körpers zu nutzen.

Letztendlich ergänzen sich die auf den ersten Blick so gegensätzlich erscheinenden Lehren der verschiedenen Diätexperten, seien es Vegetarier, Rohköstler, Makrobioten, Anthroposophen, Anhänger der Schweizer Ärztin Catherine Kousmine, und was es sonst noch alles gibt.

Die Gemeinsamkeiten liegen auf der Hand: Alle diese Gruppen sind sich einig, daß man raffinierte Produkte durch vollwertige Erzeugnisse ersetzen sollte, und unterstreichen die Vorteile des regelmäßigen Verzehrs von rohem Obst und Gemüse guter Qualität.

In letzter Zeit empfehlen immer mehr Diätratgeber die Verwendung nichtraffinierter Produkte aus biologischem Anbau, um möglichst wenig Rückstände chemischer Düngemittel und Pestizide zu sich zu nehmen. Seit kurzem müssen sie auch noch hinzufügen, daß Lebensmittel nicht bestrahlt sein sollten.

Folglich ist die Lehre von der Ernährung im Grunde sehr einfach.

Schon die bloße Entscheidung, raffinierte Produkte vom täglichen Speisezettel zu streichen, ist eine ausgezeichnete Vorbeugungsmaßnahme gegen Zahnkaries und Krankheiten jeder

Art: Getreide, Brot, Zucker und Öl kann man ohne weiteres in vollwertiger Qualität kaufen. Beim Öl ist unbedingt auf den Qualitätshinweis «kaltgepreßt aus erster Pressung» zu achten.

Außerdem sollte man regelmäßig frisches und rohes Obst und Gemüse aus biologischem Anbau essen, dazu Ölfrüchte wie Mandeln und Haselnüsse und (für Leckermäuler) Trokkenfrüchte wie Datteln, Feigen oder getrocknete Aprikosen – natürlich ohne Zuckerzusatz und Konservierungsstoffe.

Eine solche Ernährung führt ganz von selbst dazu, daß man weniger Butter, Käse, Fleisch und Fisch ißt. Auf diese Weise wird die Proteinzufuhr durch pflanzliche Eiweißstoffe optimiert, die leicht verdaulich sind und wenig Fett enthalten.

Zusätzlich stimuliert werden die Vitalkräfte des Körpers durch den häufigen Verzehr gekeimten Getreides, welches bekanntlich ein regelrechtes Konzentrat an Lebensenergie bietet. Gekeimte Samen wirken wie machtvolle Katalysatoren, die unsere Zellen regenerieren. Der Keimprozeß (etwa von Weizen oder Sonnenblumenkernen) erhöht den Gehalt an Vitaminen und Enzymen. Auf diese Weise werden zahlreiche Funktionen des Organismus intensiv stimuliert.

Bliebe noch hinzuzufügen, daß man den Konsum von Alkohol, Kaffee, Tee und Tabak erheblich reduzieren sollte.

Damit wären die wesentlichen Elemente einer soliden Ernährungsumstellung beschrieben, die die Garantie bietet, daß über kurz oder lang die Vitalkräfte des Körpers zunehmen und chronische Erschöpfung und zahlreiche andere Krankheiten sich gar nicht erst entwickeln.

Auf der Basis dieser Grundsätze kann jeder, der seine Ernährungsgewohnheiten gern nach einer besonderen Lehre ausrichten möchte, sich entsprechend beraten lassen.

Therapeuten, die sich auf den alten chinesischen Energiebegriff berufen, betonen zum Beispiel den energetischen Aspekt der Nahrung. Danach besitzt jedes Nahrungsmittel eine besondere energetische Qualität und stärkt die Lebenskraft von einem oder mehreren Akupunkturmeridianen.

So ist verständlich, daß unter bestimmten Bedingungen eine strengere, von einem erfahrenen Therapeuten auf den individuellen Fall abgestimmte Diät dem Patienten helfen kann, eine Krankheit zu überwinden oder eine schwierige Phase seines Lebens in den Griff zu bekommen.

Ebenso gilt jedoch, daß eine vollwertige Ernährung, die Mangelerscheinungen weitgehend ausschließt, im Prinzip jedem Menschen zur Verfügung steht und daß man nur Entschlossenheit und Hartnäckigkeit braucht, um seine Ernährungsgewohnheiten tatsächlich zu ändern.

Raffinierter Zucker und weiße Blutkörperchen

Ernährungswissenschaftler aus aller Welt haben zahlreiche Kommentare zu den gesundheitlichen Auswirkungen des Konsums von raffiniertem Zucker abgegeben. Es gibt Bücher, die sich einzig und allein mit der Wirkung von weißem Zucker auf unseren Organismus befassen.

Die wohlbekannte Krankheit Diabetes wurde zum ersten Mal im Jahre 1674 – wenige Generationen nach Beginn des Imports von raffiniertem Zucker – beschrieben. Es scheint nur schwer möglich, den Diabetes nicht mit exzessivem Zuckerverbrauch in Zusammenhang zu bringen, auch wenn es gegenteilige Behauptungen gibt.

Eine andere Krankheit, die ebenfalls direkt mit dem Verzehr von raffiniertem Zucker in Verbindung steht, wurde zum ersten Mal 1924 von Seale Harris beschrieben: die Hypoglykämie.

Typische Symptome dieser heute weit verbreiteten Krankheit sind Nervosität, Reizbarkeit, Angstzustände, chronische Müdigkeit, Schläfrigkeit, kalte Schweißausbrüche, Verdauungsstörungen und Kopfschmerzen.

Raffinierte Zucker werden sehr schnell im Dünndarm resorbiert. Als Reaktion darauf produziert die Bauchspeicheldrüse übermäßig viel Insulin, um den Blutzuckerspiegel wieder zu senken. Am Ende dieses Prozesses ist der Blutzuckerspiegel extrem niedrig – man spricht vom Zustand der Hypoglykämie. In der Regel verspüren die Betroffenen starke Müdigkeit und greifen zu Süßigkeiten, um sich neue Energie zuzuführen. Dadurch steigt der Blutzuckerspiegel unvermittelt über den Normalwert, so daß erneut die Ausschüttung von Insulin ausgelöst wird... Und so weiter. Es ist eine ständige Schaukelbewegung, bei der man sich einmal depressiv und müde fühlt, dann wieder aufgekratzt und reizbar.

Das bekannteste Beispiel dafür ist das typische Vormittags- bzw. Nachmittagstief, das durch Süßigkeiten oder Kaffee mit viel Zucker kompensiert wird. Wenn man das jeden Tag zweimal, dreimal oder noch öfter praktiziert, ist der Organismus ständig dem plötzlichen Ansteigen bzw. Absinken des Blutzuckerspiegels ausgesetzt. Die Folge sind die eben beschriebenen Symptome und das Phänomen der Zuckerabhängigkeit.

Die Amerikaner, die bekanntlich gewaltige Mengen an Süßigkeiten mit raffiniertem Zucker verzehren, leiden häufig und in unterschiedlichem Schweregrad unter dieser Krankheit des 20. Jahrhunderts. Es gibt in Amerika bereits Ärzte, die sich auf «Zuckerentzugsbehandlung» spezialisiert haben und regelrechte Entgiftungskuren anbieten, die man durchaus mit dem Entzug harter Drogen wie Heroin vergleichen kann. Diese Behandlungen basieren auf einer Ernährungsumstellung, umfassen aber auch häufig die psychologische Beratung der Patienten und psychotherapeutische Programme. (Falls Sie mehr über Hypoglykämie wissen wollen, finden Sie Literaturhinweise zum Thema Zucker in der Bibliographie am Schluß dieses Buches.)

Kehren wir jetzt zurück nach Kalifornien zu Dr. Ralph Steinman, dem Mann, der den inneren Mechanismus entdeckt hat, mit dem sich der Zahn gegen Karies schützt. Da er vom Wert einer gesunden Ernährung fest überzeugt war, führte er eine Untersuchung durch, bei der die antibakterielle Aktivität der weißen Blutkörperchen (die Phagozytose) in Beziehung zur verzehrten Menge weißen Zuckers gesetzt wurde. Die folgende Tabelle gibt die Ergebnisse dieser Studie wieder und zeigt, daß sich tatsächlich die Fähigkeit der weißen Blutkörperchen zur Zerstörung von Bakterien nach dem Konsum raffinierten Zukkers verändert. Je höher die Menge an weißem Zucker, desto weniger leistungsfähig die weißen Blutkörperchen.

Die Beziehung zwischen dem Konsum von raffiniertem Zucker und der Fähigkeit der weißen Blutkörperchen zur Infektionsabwehr (bzw. Phagozytose)

Aufgenommene Glukosemenge in Gramm	Blutzuckerwerte		Phagozytose-Index*	
	vorher	nachher	vorher	nachher
25	92	111	14	9
50	88	120	14	4
75	90	135	14	2
100	78	182	14	1

* Phagozytose ist die Fähigkeit eines weißen Blutkörperchens, bakterielle Infektionserreger zu zerstören.

Im Licht dieser Studie begreifen wir leichter, warum raffinierter Zucker die Vermehrung von Bakterien begünstigt, also auch die Entstehung vieler Infektionen wie Angina, Ohrenentzündung, Nebenhöhlenentzündung, Schnupfen und Blasenkatarrh.

Diese Tabelle rät uns in aller Deutlichkeit, den Verzehr von raffiniertem Zucker zu reduzieren, um sich ein gutfunktionierendes Immunsystem zu erhalten, und während einer Infektion oder Krankheit ganz auf raffinierten Zucker zu verzichten.

Eine wichtige Rolle spielt exzessiver Konsum von weißem Zucker häufig auch bei Krampfneigung (Spasmophilie), einer Krankheit, die bekanntlich meistens mit Magnesiummangel einhergeht. Der Verzehr von raffiniertem Zucker zieht, besonders wenn die Ernährung auch sonst arm an vollwertigen Produkten und Mineralstoffen ist, einen beträchtlichen Magnesiummangel nach sich. Man bedenke, daß zur Verdauung und Assimilation des Zuckers Mineralsalze gebraucht werden. Ist der aufgenommene Zucker raffiniert, bedient sich der Organismus aus den Mineralreserven (also Knochen und Zähnen), um eine richtige Verdauung zu erreichen. So kommt es zum Zustand der Demineralisierung.

Um die Beschreibung der Konsequenzen einer zuckerreichen Ernährung abzurunden, wäre noch der störende Einfluß von weißem Zucker auf die Blutwerte von Kalzium und Phosphor zu erwähnen. Dieser Zusammenhang wurde in allen Einzelheiten von dem amerikanischen Zahnarzt Melvin Page beschrieben.

Da auch Kinder sich heutzutage mehr denn je für wissenschaftliche Fakten interessieren, werden sie leicht verstehen, wenn der Zahnarzt ihnen erklärt, daß ihr Blut sich verändert, wenn sie Zucker essen. In der Tat verschiebt sich das Gleichgewicht zwischen Kalzium und Phosphor im Blut nach dem Verzehr raffinierten Zuckers insgesamt 24 bis 36 Stunden lang.

Das Kalzium/Phosphor-Gleichgewicht ist jedoch von grundlegender Bedeutung für die Normalfunktion der Mineralisierung. Das bedeutet: *Bei einem Kind, das täglich weißen Zucker ißt, kann die Mineralisierung nicht richtig funktionieren.* Das Kalzium/Phosphor-Verhältnis in seinem Blut ist ständig gestört, seine Zähne bekommen nicht genügend Mineralstoffe und sind anfällig für Karies. Und doch fahren die meisten, was immer man sagt oder schreibt, fort, das zu essen, was sie immer gegessen haben.

Auf Süßes programmiert

Der Zucker und der süße Geschmack sind fast untrennbar mit dem Gefühl des Genießens verbunden. Wenn Besuch kommt, bringt er «netterweise» oft gleich Kuchen mit. Wer Gebäck sieht, denkt an eine fröhliche Runde, an die Freude einer guten Mahlzeit, die man mit anderen teilt. So hat der Geschmack des Zuckers auch eine gesellschaftliche Dimension. Und mit vollwertigen Süßungsmitteln zubereiteten Kuchen gibt es bisher nur in wenigen Läden. Zum Glück besteht berechtigte Hoffnung, daß sich dieser Zustand bald ändert und immer mehr Bäcker Produkte anbieten werden, die mit nichtraffiniertem Mehl und vollwertigen Süßungsmitteln zubereitet sind.

Gerade Kinder sind oft ganz gierig nach Süßem – zum Leidwesen vieler Eltern. Erschwerend hinzu kommen die alltäglichen Versuchungen, denen sie durch die Werbung und das Beispiel ihrer Schulkameraden ausgesetzt sind.

Es gibt ein paar interessante Experimente, um die Wurzeln dieser Präferenz zu ergründen.

Der französische Arzt Dr. Chiva testete verschiedene Geschmacksrichtungen an Neugeborenen. Er ließ die Babys unterschiedliche Speisen kosten, die leicht säuerlich, bitter, süß, scharf oder salzig schmeckten. Bei jedem Geschmack reagierten die Kinder mit einer bestimmten Mimik, die man den «gustofazialen Reflex» nennt.

Bei sauren, bitteren, scharfen und salzigen Speisen verzogen sich die Gesichter der Babys zu abweisenden Grimassen. Nur der süße Geschmack rief ein Gefühl des Wohlbefindens hervor, das Gesicht entspannte sich zufrieden, ähnlich wie nach dem Stillen.

Nimmt das Neugeborene die Muttermilch als süß wahr? Darüber sind sich die Kinderärzte nicht einig, und das Baby kann uns nicht sagen, was es empfindet. Fest steht jedoch, daß ein Kleinkind fast ausschließlich die süße Geschmacksrichtung bevorzugt. Je süßer das Getränk, desto gieriger saugt das Baby.

Diese ausgeprägte Vorliebe für den süßen Geschmack wird von manchen Wissenschaftlern als überlebensnotwendige genetische Kodierung interpretiert, die dafür sorgt, daß das Neugeborene nur Muttermilch und Nahrungsmittel, die der Muttermilch geschmacklich nahekommen, akzeptiert.

Trotz der Warnungen erbitterter Zuckergegner, die jeglichen Zuckerkonsum aufs schärfste mißbilligen, zwingt uns die Logik festzustellen, daß das Verlangen nach Süßem einem legitimen Bedürfnis entspricht, um so mehr, als auch vieles in der Natur sehr süß schmeckt. Früchte sind süß, Getreide ebenfalls, und auch bestimmte Leguminosen (wie etwa Erbsen) und Gemüsesorten (z. B. Karotten) haben einen süßen Geschmack.

Wer sich oder anderen den süßen Geschmack vollkommen verbietet, handelt der Logik der Natur und der Logik des Lebens zuwider. Viele Zahnärzte haben es aufgegeben, ihren kleinen Patienten den Zucker zu verbieten, weil sie mitansehen mußten, wie die Kinder, kaum aus der Praxis heraus, direkt die nächste Konditorei ansteuerten.

Das Bedürfnis nach Süßem entspricht also einem mächtigen natürlichen Verlangen. Die Verwirrung begann erst mit dem Aufkommen raffinierter Zucker, die ein gesunder Organismus, der ja von der Natur nur darauf programmiert ist, natürliche Nahrungsmittel zu erkennen, nur schwer einordnen kann. Auch heute besteht die Verwirrung weiter, weil die Unterschiede zwischen weißem und vollwertigem Zucker zu wenig bekannt sind. Deshalb ziehen sich die meisten Zahnärzte bei ihren Vorbeugungsempfehlungen auf Ratschläge zur Mundhygiene zurück.

Doch zum regelmäßigen Zähneputzen gehört ein unverzichtbares Pendant: die Information über die gesundheitlichen Auswirkungen verschiedener Süßungsmittel. Damit erreicht man weit mehr als mit einem simplen Zuckerverbot und löst keinen übertriebenen Widerstand aus. Die Freude am süßen Geschmack bleibt frei von der Last des Schuldbewußtseins, das Kind bleibt gesund und vergnügt.

Der folgende Vergleich soll den Unterschied zwischen einer Frucht und einem Stück weißen Zucker verdeutlichen: Wenn man einen «ordentlichen» Suppenlöffel voll Marmelade ißt, entspricht das zwei Suppenlöffeln Zucker oder einem sechs Meter langen Stück Zuckerrohr. Nun versuchen Sie doch mal, während einer einzigen Mahlzeit sechs Meter Zuckerrohr zu knabbern!

Der Vergleich zeigt, wie enorm der vom raffinierten Zucker ausgehende Angriff auf die Geschmacksnerven ist. Das ist die Erklärung für die freudige Übererregung, die das Baby packt, wenn es ein Fläschchen mit Zuckerwasser bekommt. Manche Autoren sprechen von einem regelrechten «Flash» in die Lustzentren, um einen Vergleich aus der Welt der Drogenabhängigen zu gebrauchen.

Unter diesem Gesichtspunkt wird auch klar, warum Kinder so nervös werden, wenn sie übermäßig viel raffinierten Zucker zu sich nehmen. Eine in psychiatrischen Krankenhäusern durchgeführte Untersuchung ergab ein krasses Absinken des Schlafmittelbedarfs, nachdem man raffinierte Zucker vom Speisezettel der Kranken gestrichen hatte. Da kann man sich vorstellen, wie der Verzehr von raffiniertem Zucker sich auf das seelische Befinden unserer Kinder auswirkt!

Angenommen, ein gesunder Mensch ißt ein bestimmtes Nahrungsmittel. In dem Augenblick, in dem die verzehrte Menge das verträgliche Maß überschreitet, erhält er von seinem Körper ein Stoppsignal. Das verträgliche Maß ist von Mensch zu Mensch und von einem Lebensmittel zum anderen verschieden und schwankt auch je nach Tageszeit.

Das Signal des Körpers drückt sich Guy-Claude Burger zufolge durch eine plötzliche Geschmacksveränderung des Lebensmittels aus, durch ein unangenehmes oder ungewohntes Gefühl im Mund oder im gesamten Organismus.

Führen Sie doch einmal ein lehrreiches Experiment durch, indem Sie nur Ananas in großen Mengen essen. Wenn Sie schon einiges intus haben, schmeckt die Frucht plötzlich sauer und scharf und ruft sogar Mundreizungen hervor. Sofort hat man keine Lust mehr auf Ananas. Genauso läuft es, wenn man zwei oder drei Bananen hintereinander ißt. Plötzlich nimmt diese normalerweise delikate Frucht einen faden und gummiartigen Geschmack an, ein Zeichen dafür, daß man jetzt etwas anderes essen sollte, da die Banane für die Geschmacksnerven nicht mehr interessant ist.

Dieses Phänomen nennt man Alliästhesie oder auch instinktives Innehalten. Man kann es auch bei wilden Tieren beobachten, die auf ganz natürliche Weise plötzlich aufhören, eine bestimmte Nahrung zu fressen und zu einer anderen überwechseln, einzig und allein deshalb, weil das jeweilige Nahrungsmittel bei ihnen plötzlich kein geschmackliches Interesse mehr hervorruft. Auf diese Weise signalisiert der Organismus des Tieres, daß sein Bedürfnis nach diesem Nahrungsmittel nun gestillt ist. Also sucht sich das Tier etwas anderes – bis es von neuem instinktiv innehält.

Bei gesunden, natürlichen und biologischen Nahrungsmitteln erkennt der Organismus sein Limit ohne weiteres, bei durch den Prozeß der Raffinierung denaturierten Produkten aber kann er das Stoppsignal nicht geben, und schon gar nicht bei weißem Zucker. So verliert der Körper angesichts eines durch industrielle Bearbeitung künstlich veränderten Lebensmittels einen Großteil seiner Dekodierungsfähigkeit. Das Verlangen erscheint nunmehr praktisch grenzenlos, und die Botschaft «genug» kommt erst, wenn man die Menge, die der Organismus eigentlich verkraften könnte, bereits weit überschritten hat.

Deshalb wird, sobald man sich erst einmal daran gewöhnt hat, der Konsum raffinierter Produkte nicht mehr durch innere Reaktionen des Organismus begrenzt, sondern nur durch den gesunden Menschenverstand und die Weisheit, die der einzelne vielleicht besitzt. Die individuellen Reaktionen reichen von Bulimie bis zum totalen Verzicht auf Süßes. Die Auswirkungen auf das psychische und emotionale Gleichgewicht kann man sich vorstellen.

Was die Arbeiten von Dr. Béguin so eminent interessant macht, ist die Tatsache, daß er das Verbot vermeidet und nur den Ersatz des weißen Zuckers verlangt – eine Lösung, die von den meisten Familien akzeptiert werden kann, ohne daß die Ernährungsgewohnheiten komplett über den Haufen geworfen werden müssen. Auf diese Weise versicherte er sich der Kooperationsbereitschaft der Mütter, die in seine Praxis kamen, und erzielte sehr aussagekräftige Resultate.

Nun ist nicht jeder bereit, das ganze Jahr ausschließlich frische oder rohe naturbelassene Nahrungsmittel zu verzehren. Übrigens haben auch Rohköstler gelegentlich Probleme mit Karies, weil durch ein Übermaß an süßen und sauren Früchten eine Demineralisierung hervorgerufen wird. Welch ein Pech für Menschen, die über die Ernährung zur Gesundheit finden wollen. Die mentalen und intellektuellen Anforderungen der «vollkommenen» Ernährung bringen so manchen Wahrheitssucher mitunter in paradoxe Situationen.

Da vollwertiger Zucker durch einen Prozeß der Erhitzung und Trocknung gewonnen wird, erfüllt er die Anforderungen derer, die sich ausschließlich für rohe Lebensmittel entschieden haben, nicht. Andererseits war er genau das Richtige, um den Schülern von La Chaux-de-Fonds zu ihren makellosen Gebissen zu verhelfen.

Wahrscheinlich ist es ganz einfach so, daß der Mineralreichtum des Zuckerrohrs und des daraus gewonnenen Vollwertzuckers die Nachteile der Herstellung voll und ganz wettmacht. Die Beobachtungen Dr. Béguins an Schweizer Kindern lassen vollwertigen Zucker aus biologischem Anbau als ein machtvolles Werkzeug zur Verhütung von Zahnkrankheiten erscheinen.

Außerdem unterscheidet sich dieser Zucker durch seinen fruchtigen Röstgeschmack vom raffinierten Zucker, der nach gar nichts mehr schmeckt, nur noch süß ...

Patienten, die auf Vollwertzucker umgestiegen sind, berichten mir oft, daß sich ihr Zuckerverbrauch nach und nach auf ganz natürliche Weise immer weiter reduziert habe. Dieses ermutigende Phänomen ist sicher darauf zurückzuführen, daß vollwertiger Zucker aus Zuckerrohr geschmacklich wesentlich befriedigender ist als der einfach nur süße weiße Zucker.

Puristen steht es frei, ihren Zuckerkonsum auf Früchte und Trockenfrüchte zu beschränken. Datteln, Feigen und Rosinen sind reich an Vitaminen und Mineralien und erfüllen die Ansprüche jener, die Lebensmittel nur im Naturzustand verzehren wollen.

Auch Honig zeichnet sich durch unzählige gute Eigenschaften aus. Die therapeutischen Qualitäten dieses hervorragenden Lebensmittels sind in einer ganzen Reihe von Büchern in allen Einzelheiten beschrieben.

Honig ist ein vorteilhafter Ersatz für raffinierten Zucker, und ich empfehle ihn durchaus, wenn die Ernährung sonst reich an vollwertigen Lebensmitteln ist. Am besten ist frischer Honig von Bienen, die ohne Zuckerzufütterung über den Winter gebracht werden.

Wenn man Honig mit Mehl oder Milchprodukten mischt, ist er mitunter schwer verdaulich, obwohl er normalerweise sehr rasch verdaut wird. Verantwortlich dafür sind Gärungsprozesse, die auftreten, wenn man Honig mit anderen Lebensmitteln kombiniert.

Wenn dem so ist, sollte man Honig einfach zwischen den Mahlzeiten zu sich nehmen, um ganz in den Genuß seiner nährenden und reinigenden Wirkung zu kommen. Allerdings sollte man sich vorsichtshalber den Mund nach dem Honigverzehr gut ausspülen, um die im letzten Kapitel beschriebenen Risiken für die Zähne zu vermeiden.

Verführerisch sind die modernen Süßmittel, die als Ersatz von raffiniertem Zucker und Saccharin mit Werbesprüchen wie «der volle Zuckergeschmack ohne Kalorien» oder «die ganze Süße ohne Kariesrisiko» angepriesen werden. Im Lichte der Arbeiten, die ich in den vorangegangenen Kapiteln dargestellt habe, erweisen sich diese Süßmittel als weit entfernt von den natürlichen Nahrungsmitteln, aus denen sie zum Teil einmal hervorgegangen sind.

Zum Thema Saccharin ist zu bemerken, daß manche Wissenschaftler in Versuchen mit Ratten einen Zusammenhang zwischen dem Verzehr dieses künstlichen Süßmittels und Blasenkrebs nachgewiesen haben. Deshalb ist Saccharin durch andere, modernere Produkte abgelöst worden. Doch in letzter Zeit sind mehrere Arbeiten erschienen, die den Verbraucher vor Verdauungsstörungen bei regelmäßigem Verzehr künstlicher Süßstoffe warnen.

Bedenkt man diese Informationen und die Tatsache, daß diese Süßstoffe genausowenig Mineralstoffe enthalten wie weißer Zucker, erscheint es sicherer und logischer, ausschließlich vollwertige Zucker zu essen, bei denen das natürliche Gleichgewicht noch erhalten ist – in natürlicher oder getrockneter Form.

Sie wundern sich, warum die Arbeiten von Price, Béguin und Steinman so wenig Widerhall in der Welt der Wissenschaft gefunden haben? Nun, vielleicht können Sie sich vorstellen, welch enorme Wirtschaftsinteressen mit Produktion und Verkauf der modernen raffinierten Produkte verbunden sind. Unser ökonomisches System gibt nun mal dem Profit Vorrang vor der Sorge um eine ausgewogene natürliche Ernährung.

Doch seit den Zeiten von Price hat sich vieles spürbar verändert. Mehr und mehr Menschen wollen selbst etwas für ihre Gesundheit tun, mal allein, mal mit Hilfe von Spezialisten für Naturheilverfahren. Die Nachfrage nach natürlichen, nicht industriell bearbeiteten Produkten ist deutlich gestiegen. Es ist leichter geworden, Geschäfte oder Verbrauchergemeinschaften zu finden, die eine große Auswahl biologisch hochwertiger Lebensmittel anbieten, und ihre Zahl wächst ständig. Durch diese Nachfrage wird sich nach und nach auch die Qualität jener Produkte verbessern, die in «normalen» Geschäften und Supermärkten zu kaufen sind.

TEIL ZWEI

Die Versorgung kranker Zähne

Jeder Mensch kann ohne weiteres feststellen, daß sein Körper aus Materie besteht, aus Gliedern, Fleisch, Muskeln und Organen. Mit ein bißchen Phantasie können wir uns auch vorstellen, wie das Blut in unseren Adern fließt und wie der Atem unsere Lungen füllt.

Wenn wir unsere Vorstellungskraft noch etwas intensivieren, können wir «sehen», wie schwerbeladene Blutkörperchen den Sauerstoff in jeden Teil unseres Organismus transportieren. In Science-fiction-Filmen sind Reisen in das Innere unseres Körpers bereits überzeugend dargestellt worden, etwa als Fahrt durch die Blutgefäße oder durch Tränen und Speichel.

Schaute man noch genauer hin, würde man die Atome in den Zellen wahrnehmen, vibrierend vor Energie, oder die Energieströme, die den menschlichen Körper durchziehen und von chinesischen Ärzten schon vor Jahrtausenden beschrieben wurden.

Manche Menschen sind besonders sensibel für die Feinheiten des Lebens und nehmen wahr, daß die Materie von Mineralen und Pflanzen sowie auch der menschliche Körper von Licht umhüllt sind. Diese Hüllen aus Energie und Licht, die in verschiedenen Überlieferungen beschrieben werden, bilden eine Aura, von der jeder Teil unseres Seins durchdrungen ist.

Die Zähne, die ja von Natur aus weiß und leuchtend sind, nehmen intensiv an den energetischen Austauschprozessen und Bewegungen teil, die die Materie unseres Körpers beleben.

Patienten und Zahnärzte sind immer wieder überrascht, wie kleine und große Krankheiten verschwinden, nachdem die Zähne saniert worden sind. Ein Zahn kann nämlich auf energetischer Ebene direkt verbunden sein mit einem Organ oder einem Akupunkturmeridian, oder sogar mit der Entwicklung eines ganzen Energienetzes in Beziehung stehen, welches die harmonische Funktion des Organismus fördert oder auch stört. So stellt sich manchmal die Behandlung einer Karies oder eines Abszesses am Zahn als einer der wesentlichen Schlüssel zur allgemeinen Gesundheit des Betreffenden heraus.

Damit offenbaren die Kristalle von Zahnschmelz und Dentin ihr ganzes Potential an Licht und Transformation.

4 Beziehungen zwischen Zähnen und Krankheiten

Kurz, nachdem ich meine Praxis eröffnet hatte, kam eine Dame zu mir, die sehr schwach wirkte. Sie litt unter unerklärlicher chronischer Müdigkeit; die medizinischen Untersuchungen jedoch ergaben ausnahmslos Normalwerte, und sie neigte schon lange dazu, sich in ihr Leid zu schicken. Mit der Zeit aber war selbst ihre Geduld überfordert, sie verlor den Mut und verfiel schließlich in einen depressiven Zustand, der sie und ihre Familie sehr beunruhigte.

Zu mir kam sie wegen eines schmerzenden Zahns, der mit Metall überkront war. Im Laufe der Konsultation vertraute sie mir an, welche Odyssee von Arzt zu Arzt und von Therapeut zu Therapeut hinter ihr lag. Jetzt war sie drauf und dran, sich an einen Neuropsychologen zu wenden. Meine Untersuchung und die Röntgenaufnahme ergaben, daß sich an der Wurzel des schmerzhaften Zahns (der übrigens sehr locker saß) ein großer Infektionsherd befand. Ich machte das, was jeder Zahnarzt in so einem Fall gemacht hätte: Ich zog den Zahn.

Ein paar Tage später kam dieselbe Frau strahlend und in bester körperlicher Verfassung zurück. Zu meiner großen Überraschung sagte sie, ihre Müdigkeit sei zusammen mit dem Zahn verschwunden und ihre Lebensfreude zurückgekehrt. Noch am Nachmittag nach der Zahnextraktion hatte sie Freundinnen zum Tee eingeladen, während sie sich vorher wegen ihrer ständigen Erschöpfung und schlechten Gemütsverfassung weitgehend von der Außenwelt zurückgezogen hatte.

So entdeckten wir gemeinsam, in welchem Maße ein einziger kranker Zahn ein ganzes Leben durcheinanderbringen kann.

Durch diese Erfahrung wurden meine Neugier und mein Forschergeist geweckt. In der Folgezeit entdeckte ich zahlreiche Arbeiten, die sich mit dem Zusammenhang zwischen Zähnen und Körper und mit der Möglichkeit befaßten, die Zahnbehandlung in einen größeren Zusammenhang von allgemeiner Gesundheitsvorsorge einzuordnen.

Störfaktor Zahn

Meine therapeutischen Erfahrungen und die verschiedenen Artikel und Bücher, die ich las, bestätigten, daß wir eine umfassendere Perspektive der Zahngesundheit und ihres Einflusses auf das Gleichgewicht des gesamten Organismus finden müssen. Ich traf mehrere Kollegen, die beobachtet hatten, wie zahlreiche Störungen und Krankheiten sich besserten oder ganz verschwanden, nachdem bestimmte Zähne behandelt oder gezogen worden waren.

Am Anfang meiner Reise zum ganzheitlichen Verständnis der Zahngesundheit standen Homöopathie und Akupunktur.

Betrachtet man den Zahn als ein Organ, das neurologisch oder energetisch in Beziehung mit der Gesamtheit unseres Seins steht, also auch mit unserer Vergangenheit, so erhält die Zahnbehandlung eine ganz neue Dimension. Ein Dialog zwischen Patient und Zahnarzt entsteht. Plötzlich lernt der Therapeut, der bisher nur kariöse Zähne repariert hat, ein ganzes Leben und seine «Symptome» kennen.

Eine faszinierende Arbeit beginnt, bei der es darum geht, die Beziehungen zwischen Zähnen und Körperorganen zu dekodieren oder, anders ausgedrückt: die Beziehungen zwischen der Geschichte der Zähne und der Geschichte der Krankheiten offenzulegen.

Es wäre sehr verlockend, einfach eine Tafel zu erstellen, auf der die 32 Zähne unseres Mundes und die Körperregionen, mit denen sie in Verbindung stehen, abgebildet sind. Dann müßte man zum Beispiel nur noch sagen: «Nach dieser Tafel ist Ihre rechte Niere empfindlich, weil Sie hier einen kranken Zahn haben.» Anschließend würde man den fraglichen Zahn behandeln und so auch die Begleitsymptome alsbald zum Verschwinden bringen.

Es gibt zahlreiche derartige Tafeln, denn tatsächlich haben einige Autoren solche wiederkehrenden Beziehungen festgestellt. Leider stimmen jedoch diese verschiedenen Zuordnungsschemata nicht miteinander überein, und es wäre riskant, Diagnose und Behandlung von einem bestimmten Schema abhängig zu machen. Die allgemeinen Zusammenhänge zwischen Zähnen und anderen körperlichen Symptomen scheinen sich sowohl von Mensch zu Mensch wie auch von Land zu Land, ja von Epoche zu Epoche zu unterscheiden.

Akupunkteure greifen gelegentlich auf die überlieferten Beobachtungen der energetischen Beziehungen zwischen Zähnen und anderen Organen zurück. Die Chiropraktiker in den USA und Europa kennen andere, davon abweichende Zusammenhänge, und die deutschen und französischen Zahnärzte haben wieder eine eigene Kartographie der Zähne und der ihnen zugeordneten Organe entwickelt.

Am wichtigsten und unentbehrlich für eine neue Sichtweise der Zahngesundheit erscheint mir, sich diese Zusammenhänge überhaupt bewußt zu machen, anstatt sich auf eine einzelne Karies zu fixieren und zu vergessen, daß jeder Zahn Bestandteil des Körpers mit allen seinen Unvollkommenheiten ist.

Die klinischen Beobachtungen zum Einfluß des Zustands der Zähne auf die körperliche Verfassung insgesamt würden ganze Bücher füllen, und verschiedene Autoren haben sich damit auseinandergesetzt. Weston Price zum Beispiel wies seine Kollegen auf Verdauungsstörungen hin, die durch Eiterungen an Zahnfleisch, Zähnen und Mandeln verursacht oder aufrechterhalten werden können. Die aus diesen Herden freigesetzten Mikroorganismen mischen sich unter die Nahrung, besiedeln den gesamten Verdauungstrakt und verursachen Sodbrennen, Darmentzündungen und Leberschäden.

Schon zu Beginn dieses Jahrhunderts hat Speranskij gezeigt, daß es zu Verdauungs-, Nieren- und mitunter sogar Herzbeschwerden kommen kann, wenn ein einziger Glassplitter den Zahn oder das Zahnfleisch eines Hundes reizt. Man brauchte nur diesen Störfaktor zu entfernen – schon verschwanden die Symptome, und das Tier war geheilt.

Etwa zur gleichen Zeit verkündete der französische Nervenspezialist Dr. René Leriche die Existenz neuraler Verbindungen zwischen kariösen bzw. plombierten Zähnen und anderen kranken Organen. Auf diese Weise lieferte er die Grundlagen für eine neue Therapiemethode, die Neuraltherapie, die gezeigt hat, daß Organe durch sogenannte «Störherde» (vor allem Narben und kranke Zähne) geschwächt werden und aus dem Gleichgewicht geraten.

Oft genügt es, einen entzündeten Zahn zu ziehen, eine Karies zu versorgen oder den Zahnstein zu entfernen, der mitunter das Zahnfleisch reizt, um Beschwerden verschwinden zu lassen, die dem Anschein nach überhaupt nichts mit Zahnproblemen zu tun haben.

Leriche hat gezeigt, daß der Ursprung für einen Teil unserer Krankheiten und Symptome in kariösen oder entzündeten Zähnen zu finden ist. Er wies die Nervenverbindungen zwischen kranken Zähnen und geschwächten Organen nach. Diese Nervenverbindungen nennt man auch «neurale Schleifen».
Die folgende Abbildung zeigt eine solche neurale Schleife, die beim Zahn beginnt: Zunächst schickt der infizierte Zahn eine Botschaft der Dysfunktion ans Gehirn. Sodann überträgt das Gehirn diese Störbotschaft auf einen anderen Körperbereich oder ein Organ, etwa auf den Magen.

So konnte Leriche erklären, weshalb die Behandlung des kranken Körperbereichs unwirksam bleiben mußte, solange der kranke Zahn nicht behandelt oder gezogen war.

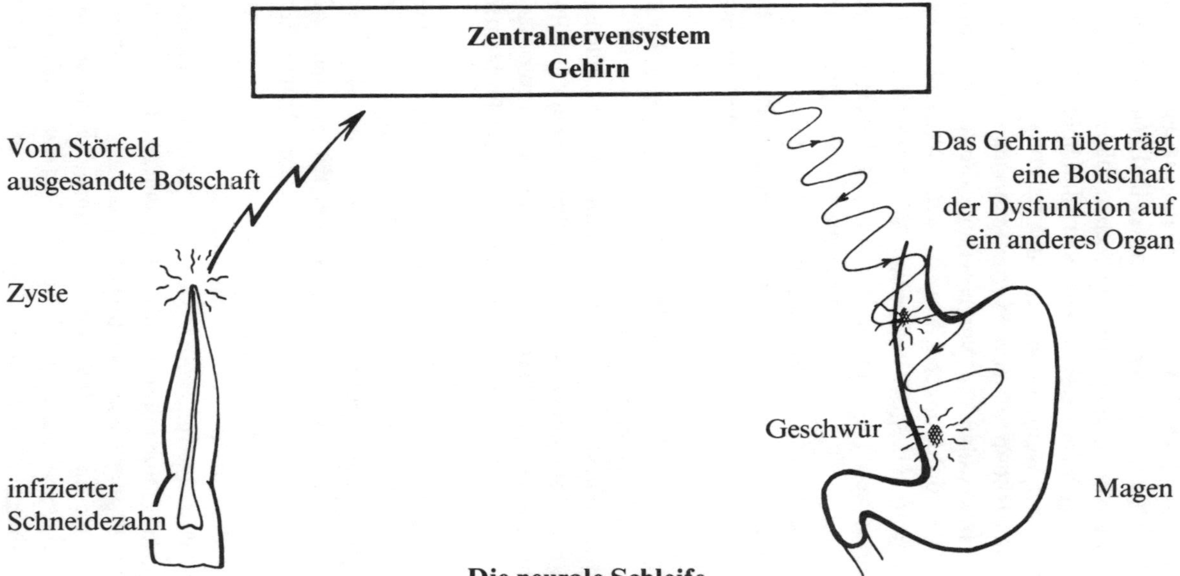

Die neurale Schleife

Nach dieser Sichtweise kann zum Beispiel eine Periarthritis in der Schulter durch einen eingewachsenen Weisheitszahn mit oder ohne Vereiterung verursacht sein. Die zur lokalen Behandlung der Schulter eingesetzten Methoden können erst wirken, wenn der Weisheitszahn gezogen ist.

René Leriche sprach vom «verursachenden» Zahn und vom «Zielorgan», wobei die Nervenschleife die Verbindung zwischen Zahn und kranker Region herstellt. Weiter fand er heraus, daß man mit Hilfe des Lokalanästhetikums Procain diese Schleife kupieren und so die Verbindung zwischen Ursache und Wirkung unterbrechen konnte. Auch zum Testen verdächtiger Zähne benutzte er Procain. Im Laufe seiner langjährigen Forschungsarbeit konnte er erstaunliche «Sekundenphänomene» beobachten: Die Symptome an weit von den Zähnen entfernt liegenden Organen verschwanden innerhalb von Sekunden nach der Procaininjektion in den getesteten Zahn.

Außerdem haben die Neuraltherapeuten wiederholt die schädliche Wirkung abgestorbener Zähne auf die allgemeine Gesundheit nachgewiesen. Solche Zähne stehen oft in Beziehung zu kranken Körperregionen. Deshalb gebietet die Vorsicht, eine Devitalisation der Zähne (bzw. das Entfernen der Pulpa) möglichst zu vermeiden.

Das Problem der devitalisierten Zähne stellt sich auf mehreren Ebenen: Erstens können solche Zähne auf die Dauer zu regelrechten Toxinspeichern werden, die über die Nervenschleifen zu Beschwerden an entfernten Körperregionen führen. Zweitens wirken die Materialien, mit denen man die Pulpahöhle (also den Hohlraum, der durch die Devitalisation entsteht) füllt, mitunter als Reizstoffe und lösen in manchen Fällen selbst eine neurale Störung aus. Und schließlich ist es, falls solche Zähne mit überkront sind oder als Stütze für Brükken dienen, unmöglich, eventuelles Einsickern von Toxinen an Farbveränderungen der Zähne zu erkennen. Da außerdem zur Herstellung von Zahnprothesen ein erheblicher Aufwand – auch in finanzieller Hinsicht – erforderlich ist, wird nicht nur die Diagnose erschwert, sondern auch die Entscheidung, ob der stützende Zahn und damit auch die Prothese entfernt werden sollte.

Wenn die Pulpa durch tiefgehende Karies gereizt wird, ist oft eine Behandlung erforderlich, die sich über mehrere Sitzungen hinzieht, mit erheblichen Unannehmlichkeiten für den Patienten verbunden ist und an den Arzt hohe technische Anforderungen stellt. Man sollte dabei wissen, daß der Erhalt lebender Zähne mit lebender Pulpa eine Investition darstellt, die sich sowohl für die Zahngesundheit als auch für die allgemeine Gesundheit auszahlt und deshalb jede Geduld und Mühe von Patient und Therapeut rechtfertigt.

Ist die Devitalisation unumgänglich oder ist die Pulpa aus einigen Zähnen bereits entfernt, so ist eine sorgfältige Überwachung erforderlich. Vor allem muß man darauf achten, daß ein Zahn ohne Pulpa ein Hemmnis darstellen kann, welches den therapeutischen Fortschritt auf anderen Gebieten behindert.

Leidet der Patient unter einer ernsten Krankheit, muß jeder devitalisierte Zahn einem oder mehreren Tests unterworfen und beim geringsten Verdacht gezogen werden. Dies gilt um so mehr, wenn der Zahn chronisch entzündet ist (was häufig an gerötetem und empfindlichem Zahnfleisch auf der Höhe der Zahnwurzel, wenn nicht gar an Eiterbildung abzulesen ist).

Warum begünstigt ein devitalisierter Zahn gelegentlich Infektionen? Um dies zu erklären, kehre ich noch einmal zur Anatomie der Zähne zurück. Die Zahnpulpa befindet sich in einem Hohlraum, der von der Krone bis zur Wurzel reicht. Dieser Hohlraum steht durch kleine Kanälchen im Dentin mit der Wurzel in Verbindung.

Wenn der Zahnarzt die Zahnpulpa entfernt und anschließend den Hohlraum mit einer antiseptischen Paste füllt, bleiben immer noch winzige Räume in den Kanälchen, die weder gesäubert sind, noch von der Füllung erreicht werden. Deshalb besteht die Gefahr einer Sekundärinfektion, allem zahnärztlichen Geschick und allen Fortschritten der Technologie zum Trotz.

Die Abbildung auf S. 79 zeigt einen devitalisierten Schneidezahn, die erwähnten kleinen Kanäle und den Bereich, der von der antiseptischen Füllmasse erreicht wird.

Wenn die devitalisierten Zähne das einzige Risiko für den Gesamtgesundheitszustand wären, hätten Zahnärzte und ganzheitliche Mediziner schon alle Hände voll zu tun. Doch der Einfluß der Zähne auf den menschlichen Körper geht noch weiter. Auch eingeschlossene bzw. eingewachsene Zähne (oft Weisheitszähne) können den Organismus irritieren, und zwar oft gerade dann, wenn sie keine Schmerzen verursachen, also «stumm» bleiben. Deshalb sollten sie gezogen werden, bevor ihre Wurzeln voll ausgebildet sind, also vor dem achtzehnten Lebensjahr des Betroffenen. Wohlgemerkt: Bevor man solche Zähne zieht, muß zweifelsfrei geklärt sein, daß sie keinesfalls Platz im Gebißbogen finden können, so daß die Extraktion wirklich unumgänglich ist. Auf diese Weise lassen sich auch viele kieferorthopädische Eingriffe vermeiden.

Gefahr droht mitunter auch von Zahnfüllungen aus Amalgam oder Zement, die das Zahnfleisch besonders in den Zahnzwischenräumen reizen können. So ein kleiner Reizpunkt kann zu einem Störfeld werden und Symptome an entlegenen Körperregionen hervorrufen. Ebenso können der Rand einer Metallkrone oder auch Zahnstein das Zahnfleisch reizen, indem sie es so weit niederdrücken, daß es in manchen Fällen sogar zu Blutungen kommt.

Jetzt dürfte klar sein, wieviel von der Qualität der Zahnbehandlung abhängt und welche fundamentale Bedeutung die Verhütung der Zahnkaries hat. Man begreift, weshalb Weston Price bei Völkern mit gesunden Zähnen auch einen guten allgemeinen Gesundheitszustand fand. Logisch: Je gesünder die Zähne, desto geringer das Risiko einer Herdbelastung.

Der Preis, den man für eine gute Mundhygiene und gesunde Ernährung zahlt, erscheint lächerlich, wenn man ihn mit dem Preis für Zahnbehandlungen und Prothesen und vor

Devitalisierter Schneidezahn

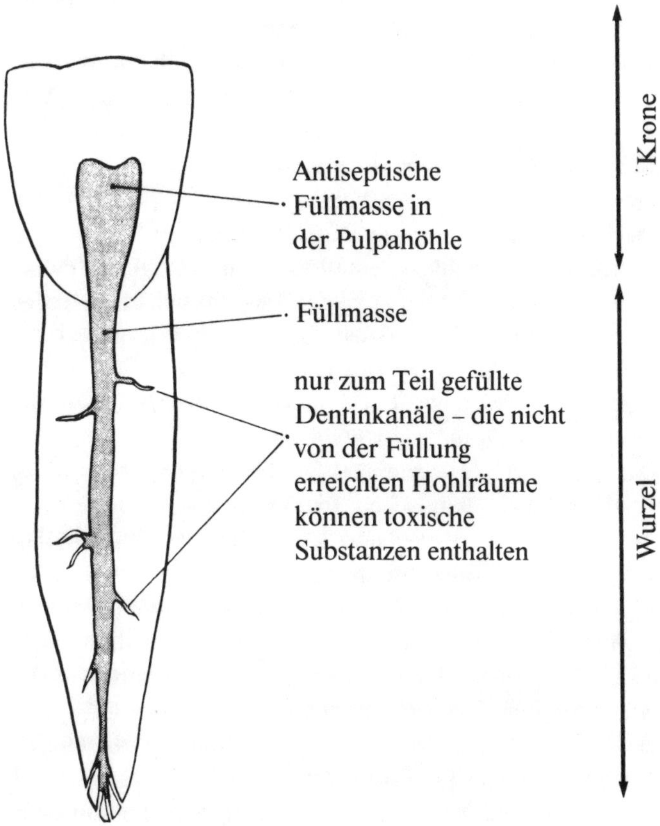

allem mit dem unschätzbaren Wert allgemeinen körperlichen Wohlbefindens vergleicht.

Zahnärzte und andere Mediziner

Die traditionelle Medizin schenkt bei schweren Krankheiten dem Zustand der Zähne meist wenig Aufmerksamkeit, da die Zahnbehandlung dem Zahnarzt, also dem dafür ausgebildeten Spezialisten, vorbehalten ist. Nur die Kardiologen achten auf die Zähne ihrer Patienten, denn der schädliche Einfluß devitalisierter Zähne auf ein krankes Herz ist der einzige seit langem von der Schulmedizin anerkannte Zusammenhang zwischen Zähnen und anderen Organen. Deshalb verlangen diese Ärzte im allgemeinen die Extraktion sämtlicher devitalisierter oder verdächtiger Zähne, bevor sie einen chirurgischen Eingriff am Herzen ihrer Patienten vornehmen.

Doch kommt es in den letzten Jahren immer häufiger vor, daß auch andere Fachärzte eine Panorama-Röntgenaufnahme vom Gebiß des Patienten machen lassen, um sich einen umfassenden Überblick über dessen Gesundheitszustand zu verschaffen. Ärzte, die so vorgehen, wissen, daß die Zähne weit häufiger, als man denkt, bei allgemeinen Beschwerden eine Rolle spielen, nicht nur bei Herzleiden.

Die französischen Ärzte Dr. Koubi und Dr. Roth haben dank ihrer langen klinischen Erfahrung nachgewiesen, wie scheinbar harmlose, aber dennoch ärgerliche Beschwerden wie etwa Haarausfall oder brennende Augenlider mit kariösen oder plombierten Zähnen zusammenhängen können. Auch andere, ernstere Störungen wie zu hoher oder zu niedriger Blutdruck und viele weitere Krankheiten lassen sich durch richtige Zahnbehandlung erheblich lindern.

In der Praxis besteht das große Problem nicht darin, eindeutig festzustellen, welche Zähne den Organismus stören. Denn es kommt durchaus vor, daß ein Schwerkranker ein völlig zerrüttetes Gebiß und mehrere entzündete Zähne hat, während der eigentliche Grund für seine Beschwerden ein eingewachsener Weisheitszahn ist, der stumm bleibt und keinerlei Schmerzen verursacht. Die Diagnose ist nicht immer einfach, besonders wenn der Mund voller Amalgam und Goldkronen ist (die aufgrund schädlicher elektrischer Potentiale Diagnose und Behandlung erschweren können).

Procaininjektionen können stets als Testmethode angewendet werden und liefern recht genaue Ergebnisse. Da sich immer mehr Praktiker für diese Therapieform interessieren, ist zu hoffen, daß demnächst Diagnosemöglichkeiten entwickelt werden, die leichter anzuwenden sind und raschere Ergebnisse liefern.

Auch die traditionelle chinesische Pulsdiagnostik und die Ohrakupunktur erweisen sich als nützlich, da sie die Aufmerksamkeit gleichzeitig auf Zähne und Allgemeinzustand des Patienten lenken. So lassen sich Störherde orten, indem der Arzt den Puls des Patienten überwacht, während die Zahnarzthelferin der Reihe nach die Zähne testet. Verändert sich der Puls bei Stimulation eines Zahnes, liegt der Verdacht auf einen Störherd nahe.

Eine weitere Methode zur Bestimmung von dentalen Unruhestiftern ist der kinesiologische Test (darauf gehe ich im nächsten Kapitel näher ein).

Alle diese Untersuchungsmethoden sind im allgemeinen Sache des Zahnarztes oder des Neuraltherapeuten. Doch kann auch jeder an sich selbst beobachten, ob bei ihm Krankheitsperioden mit Zahnbehandlungen zusammenfallen, insbesondere mit Wurzelbehandlungen bzw. Devitalisierungen. So kann man dem Zahnarzt bei der Suche nach Störherden helfen. Außerdem tauchen bestimmte Zahnschmerzen regelmäßig in Zeiten von Erschöpfung und Krankheit auf und verschwinden wieder, sobald die allgemeinen Beschwerden abgeklungen sind. Solche Probleme weisen darauf hin, daß ein kranker Zahn kurz davor ist, starke Schmerzen zu verursachen.

In diesem Fall sollte man vorsichtshalber einen Zahnarzt konsultieren und feststellen lassen, ob der Zahn möglicherweise direkt mit den Beschwerden zu tun hat, wenn nicht sogar ihr eigentlicher Auslöser ist.

Die ganzheitliche Zahnheilkunde

Angesichts solcher Zusammenhänge erscheint es mir angebracht, über Vorstellungen wie die vom «schuldigen oder störenden Zahn» und vom «Zielorgan» hinauszugehen und statt dessen bestimmte Zahnregionen in einer neurologischen und energetischen Beziehung zu bestimmten Körperregionen zu sehen. Denn die Wirklichkeit ist komplexer als die Ideen der Neuraltherapie: Zähne und Körper sind aufs engste miteinander verbunden und stehen in einem wechselseitigen energetischen Dialog. Der kranke Zahn kann einen Hinweis auf organische Beschwerden geben, und eine Krankheit läßt unter Umständen auf eine Schwäche im Bereich der Zähne schließen.

Eine ganzheitliche Auffassung von Gesundheit impliziert, daß der Zahnarzt auch auf den allgemeinen Gesundheitszustand des Patienten achtet, ebenso wie der Hausarzt die Zahngesundheit seiner Patienten im Auge behalten sollte. Idealerweise könnten Allgemeinmediziner und Zahnärzte dabei parallel arbeiten und kooperieren. Das setzt allerdings voraus, daß Ärzte und Zahnärzte von der Existenz der beschriebenen Zusammenhänge wissen und aufhören, den menschlichen Körper in einzelne Bereiche aufzuteilen, die jeweils einem bestimmten medizinischen Fachgebiet zuzuordnen sind. Zu wenige Therapeuten wissen, daß mitunter ein einziger Zahn genügt, um eine breitangelegte Therapie zu blockieren, egal ob es sich um Allopathie, Akupunktur, «sanfte» oder «alternative» Heilverfahren handelt.

Die konzentrierte Arbeit von Therapeut, Zahnarzt und Patient eröffnet die Möglichkeit, einen erstaunlichen Fortschritt in Richtung wahre Gesundheit zu erzielen. Die Beseitigung zahnbedingter «Barrieren» hat eine größere Wirksamkeit der allgemeinen Therapien zur Folge; und der Dialog zwischen allen Beteiligten verhindert, daß einfach ein Zahn «schuldig» gesprochen wird und exzessiv Zähne herausgerissen werden.

Denn das wäre wirklich schlimm, wenn wir nun ins andere Extrem verfielen und plötzlich unsere Zähne für alle unsere Beschwerden verantwortlich machen würden. Eine derartige Haltung dürfte eher traumatisierend als ausgleichend wirken, besonders wenn als Konsequenz reihenweise Zähne gezogen werden.

Zum Glück wird nicht jeder devitalisierte Zahn zu einem Störfeld, und zum Glück werden viele Füllungen und Kronen gut vertragen – vorausgesetzt, die Mundhygiene stimmt. Mir geht es lediglich darum, die potentiellen Risiken deutlich zu machen, ohne dabei jedoch in irgendein Extrem zu verfallen. Und das am weitesten verbreitete Extrem ist nun mal die dentale Vogel-Strauß-Politik, das heißt, man nimmt einfach nicht zur Kenntnis, daß ein Zahn – egal ob mit oder ohne zahnärztliche Behandlung – eine Krankheit verursachen oder aufrechterhalten kann. Das zweite Extrem besteht dann folgerichtig darin, jegliche Beschwerden und Krankheiten den Zähnen zuzuschreiben und dem Zahnarzt auf diese Weise zu einer unangemessenen Schlüsselposition zu verhelfen.

Fest steht, daß der Patient in jedem Fall die Person mit der besten Ausgangsposition ist, um die Botschaften seines eigenen Körpers zu hören. Wenn er sich bemüht, zu spüren und zu reflektieren, wird er das Auftauchen allgemeiner Symptome mit Zahnschmerzen oder Zahnbehandlungen in Verbindung bringen können.

Die ganzheitliche Medizin will die Grenzen zwischen den verschiedenen medizinischen Fachgebieten wieder durchlässig machen und jenen berühmten umfassenden Blick auf den Patienten wiederfinden, ohne dabei die Schärfe und Genauigkeit des Spezialisten einzubüßen. Sie eröffnet dem Zahnarzt und dem Allgemeinmediziner Wege, den Patienten als Ganzes zu sehen und ihm auf diese Weise zu einem physischen und psychischen Gleichgewicht zu verhelfen. So ist die Untersuchung oder Behandlung einer Karies begleitet vom Lauschen auf die Stimme des gesamten Seins, das sich in dieser oder jener (Zahn-)Störung äußert.

5 Zahnstellung okay – alles okay

Zu Beginn unseres Jahrhunderts waren Manipulationen an der Wirbelsäule Sache von «Einrenkern» mit mehr oder weniger zweifelhaften Fähigkeiten. Heute aber ist bekannt, daß es sich bei Chiropraktik und Osteopathie um exakte Wissenschaften handelt, deren Beherrschung perfekte anatomische Kenntnisse und jahrelange Übung voraussetzt (in den USA dauert die Ausbildung zum Chiropraktiker fünf Jahre).

Wir haben uns nach und nach mit diesen neuen medizinischen Verfahren angefreundet, und man hört immer öfter von ihren Erfolgen.

Chiropraktiker und Osteopathen

Die Praktiker, die diese Techniken zur Manipulation der Wirbelsäule entwickelt haben, machten die Erfahrung, daß sich mit ihrer Hilfe zahlreiche Schmerzen an der Wirbelsäule und damit verbundene organische Beschwerden heilen lassen. Das sprach sich natürlich auch bei den Patienten herum, die bis dahin kein wirksames Mittel gegen ihre Schmerzen gefunden hatten.

Die Korrektur einer Wirbelfehlstellung stellt das Gleichgewicht im gesamten Skelettsystem wieder her und gibt in manchen Fällen den entscheidenden Anstoß zur Heilung funktioneller Störungen oder sonstiger Krankheiten.

Die durch eine Fehlfunktion der Wirbel hervorgerufene Reizung der Muskel- und Nervengewebe führt entweder zu allgemeiner Mattigkeit oder zu lokaler Erschöpfung eines Organs und zieht energetische Unausgewogenheiten nach sich, die solche organischen Beschwerden aufrechterhalten.

Die Wirbelsäule setzt sich aus folgenden Wirbeln zusammen: Zuoberst kommen die Halswirbel, die an der Schädelbasis und am Hals liegen; dann folgen die Brustwirbel; weiter unten die Lendenwirbel (im unteren Rückenbereich); und schließlich die Kreuz- und Steißwirbel, die am unteren Ende der Wirbelsäule verschmelzen und den hinteren Teil des Beckens bilden.

Im Falle einer Fehlstellung können manche dieser Wirbel eher als andere eine Disharmonie in der gesamten Wirbelsäule verursachen. Das gilt zum Beispiel für die Halswirbel, genauer gesagt für die beiden ersten Wirbel direkt unter der Schädelbasis.

Eine Fehlstellung eines dieser Wirbel hat Folgen für das Gleichgewicht der gesamten Wirbelsäule und verstärkt sich, je weiter es nach unten geht, bis hin zu Asymmetrie im Beckenbereich und Beinlängendifferenzen.

Logischerweise kann eine Korrektur der beiden ersten Halswirbel genügen, um die gesamte Wirbelsäule spontan wieder ins Gleichgewicht zu bringen und sämtliche Begleitsymptome zu heilen.

Der Schädel setzt sich aus zahlreichen Knochen zusammen, die durch sägeblattähnliche Nähte miteinander verzahnt sind. Jahrhundertelang glaubten die Mediziner irrtümlicherweise, diese Knochen seien nach Abschluß der Wachstumphase des Kindes untrennbar miteinander verschweißt. In Wirklichkeit handelt es sich bei diesen Nähten keineswegs um feste Verbindungen. Es ist das große Verdienst von Chiropraktik und Osteopathie, gezeigt zu haben, daß sich diese Verbindungen in ständiger Bewegung befinden. Tatsächlich «atmet» der Schädel in unaufhörlicher Bewegung und ist ein nachgiebiges Behältnis für das Hirngewebe.

Stehen die Schädelknochen in der richtigen Position zueinander, so hemmt nichts diese Bewegung, welche die Voraussetzung für das harmonische Funktionieren zahlreicher darunterliegender zerebraler und neuraler Strukturen ist. Da der menschliche Körper ein Ganzes ist, kann jedoch eine Fehlstellung der Halswirbel die kraniale Atembewegung stören und umgekehrt.

Diese Atembewegung der Schädelknochen ist sehr leicht und läßt sich nur durch geduldiges Erspüren wahrnehmen. Dazu legt der Behandelnde sanft die Hände auf den Kopf des Patienten. Bei den dabei stattfindenden Verschiebungen geht es um Bruchteile von Millimetern.

Abgesehen von dieser Beweglichkeit, die sich aus der Nachgiebigkeit des Muskel- und Hautgewebes ergibt, das den Schädel umhüllt, ist die einzige weitere wichtige Bewegung im Bereich der Knochen des Kopfes die der Kieferknochen. Der Unterkiefer läßt sich willkürlich von oben nach unten, nach vorn, nach hinten oder seitwärts verschieben.

Diese verschiedenen Bewegungen werden von den beiden Kiefergelenken (lateinisch: *Articulatio temporomandibularis*) geführt. Wenn man nun weiß, daß zahlreiche Forscher im Bereich von Zahnmedizin, Osteopathie und Chiropraktik nachgewiesen haben, daß das Gleichgewicht der Halswirbel zum Teil von einer guten Kiefergelenksfunktion abhängt, und daß diese wiederum nur bei guter Okklusion möglich ist, dann begreift man ohne weiteres, welche Bedeutung das bisher in diesem Kapitel Gesagte für die Zähne hat.

Beziehungen zwischen Halswirbeln und Kiefergelenken

Als «Okklusion» bezeichnet die Zahnmedizin die Gesamtheit der Beziehungen zwischen den Zähnen von Oberkiefer und Unterkiefer, die bei geschlossenem Mund oder während des Kauens auftreten. Von einer guten Okklusion spricht man, wenn die Kontakte zwischen den Zähnen von Ober- und Unterkiefer harmonisch auf die gesamten Zähne verteilt sind.

Genauer gesagt: Wenn ein Zahn aus dem Unterkiefer – etwa ein unterer Mahlzahn (als Mahlzähne oder Molaren bezeichnet man die hintersten drei Zähne in jeder Zahnreihe, einschließlich der Weisheitszähne) – falsch steht, so daß er vor allen anderen Zähnen mit dem Oberkiefer in Berührung kommt, kann schon dieser übertrieben starke Kontakt allein zu einem asymmetrischen Funktionieren des Kiefergelenks führen. Dies wiederum wirkt sich natürlich auf die Position der Halswirbel und weiter auf die gesamte Wirbelsäule aus – mit allen oben beschriebenen Folgen.

Manchem mag diese Darstellung erstaunlich oder übertrieben vorkommen, doch möchte ich betonen, daß die jüngsten Forschungen zu Okklusion, Kiefergelenk und Wirbelfunktion übereinstimmend gezeigt haben, daß den Zähnen eine große und bislang unterschätzte Bedeutung in diesem Zusammenhang zukommt.

Natürlich müssen Zähne mit schlechter Okklusion nicht grundsätzlich Beschwerden an Wirbeln oder Organen hervorrufen, ebensowenig wie devitalisierte Zähne nicht grundsätzlich zu Herdbelastungen führen und nicht für sämtliche Krankheiten verantwortlich zu machen sind. Allerdings haben zahlreiche Chiropraktiker und Osteopathen festgestellt, daß ihre Wirbelkorrekturen sich zunächst für den Patienten positiv auswirkten, das Problem dann aber nach einigen Tagen oder Wochen ohne ersichtlichen Grund wieder auftauchte. Nähere Untersuchungen haben dann gezeigt, daß in solchen Fällen ziemlich häufig Fehlfunktionen des Kiefergelenks und eine ungleichmäßige Okklusion für die Rückfälle verantwortlich sind und die Behandlungsergebnisse in Frage stellen. Damit die Wirbelbehandlung zu bleibenden positiven Ergebnissen führt, muß demnach neben den Wirbeln auch die Zahnokklusion korrigiert werden.

Kiefergelenksbeschwerden machen sich durch Schmerzen

im Gelenk während des Kauvorgangs oder durch knackende Geräusche beim Öffnen und Schließen des Mundes bemerkbar.

In einfachen Fällen genügt zur Korrektur der Okklusion schon ein oberflächliches Anschleifen einiger Zähne, die für den falschen Kontakt verantwortlich sind. Die abzuschleifenden Punkte stellt man fest, indem man den Patienten auf ein Stückchen Papier beißen läßt, das ähnlich wie Kohlepapier funktioniert und an den Kontaktpunkten eine Markierung auf den Zähnen hinterläßt. Manchmal ist der Kontakt so stark, daß das Papier (die sogenannte Okklusionsfolie) dabei zerreißt. Oder der Patient ist sich schon vorher bewußt, daß bei ihm ein Zahn zu früh auftrifft, wenn er den Mund zumacht. In diesem Fall genügt es häufig, diesen Zahn auf die Höhe der anderen Zähne abzuschleifen, um das Gleichgewicht wiederherzustellen und sämtliche Beschwerden zu lindern.

Im allgemeinen aber stellt sich die Korrektur der Okklusion als wesentlich schwieriger heraus, denn oft geht es dabei um winzige Nuancen, und die für das Ungleichgewicht verantwortlichen Zähne sind nicht immer leicht zu finden. Handelt es sich um eine geringfügige Okklusionsstörung, reichen oft die durch die Okklusionsfolie gewonnenen Informationen nicht aus, um den betreffenden Zahn zu orten. Dann muß ein anderer Weg beschritten werden.

Der kinesiologische Muskeltest

Es gibt eine diagnostische Methode, die jeder Therapeut anwenden kann und die erlaubt, innerhalb weniger Sekunden eine präzise Antwort vom Organismus zu erhalten: der «kinesiologische Test» oder «Muskeltest». Dieses Verfahren wird mittlerweile von vielen Ärzten genutzt, um die Zähne auszumachen, die eine optimale Okklusion verhindern oder um auf dem Röntgenbild nicht erkennbare Störherde zu entdecken.

Auch die Verträglichkeit verschiedener Füllmaterialien läßt sich damit innerhalb weniger Augenblicke testen, wie wir in den folgenden Kapiteln sehen werden.

Der kinesiologische Test wurde von dem amerikanischen Chiropraktiker George Goodheart entdeckt, wird seit vielen Jahren erfolgreich angewendet und an zahlreichen Chiropraktikerschulen in den USA gelehrt. Man mißt dabei das Nachlassen der Muskelkraft, das sich einstellt, sobald ein schädlicher Faktor das normale und harmonische Funktionieren des Organismus beeinträchtigt. Der schädliche Faktor wirkt dabei gleichzeitig auf den Energiekreislauf, auf die Physiologie und auf die Leistungsfähigkeit der Muskeln ein.

Zum besseren Verständnis will ich den Test an einem Beispiel erläutern. Getestet werden soll dabei die Reaktion eines Menschen auf ein Stück weißen Zucker.

Auf der ersten Abbildung (siehe S. 92) sehen wir eine liegende Frau, die den Arm senkrecht in die Luft streckt, während ein Therapeut versucht, den Arm nach unten zu ziehen, nachdem er zuvor die Frau gebeten hat, seinem Druck Widerstand entgegenzusetzen. Die Patientin versucht, dabei immer in derselben Position zu bleiben.

Dieser Test findet sozusagen «im Leerlauf» statt, damit der Therapeut die Widerstandskraft der Armmuskeln des Patienten kennenlernt und einen Bezugspunkt hat. Eine genaue Bewertung der Muskelkraft der getesteten Person ist nur dann möglich, wenn diese locker ist, die Beine nicht übereinanderschlägt, die Kiefer nicht zusammenbeißt und Mimik und Blick entspannt.

Sobald er die Muskelkraft auf diese Weise einschätzen kann, legt der Therapeut ein Stück weißen Zucker auf den Solarplexus des Patienten. Er kann es dem Patienten auch in die Hand geben oder ihm unter die Zunge legen. (Später gehe ich noch näher auf den Thymuspunkt ein, der sich ebenfalls hervorragend für diesen Test eignet.)

Dann wird erneut der Muskeltest am selben Arm durchgeführt, und der Therapeut prüft, ob aufgrund einer Zuckersensibilität die Widerstandskraft der Armmuskulatur nachläßt. Dieser Vorgang ist in der zweiten Abbildung dargestellt (siehe S. 92).

Dieser Test liefert ausgezeichnete Ergebnisse, was sich unter anderem daran ablesen läßt, daß ein Großteil der getesteten Personen tatsächlich spürbar, zum Teil sogar deutlich «geschwächt» auf Zucker reagiert, was ja mit der Tatsache übereinstimmt, daß weißer Zucker in mehrerer Hinsicht schädlich für den Organismus ist.

Ein Patient, der auf Zucker empfindlich reagiert, *ist nicht in der Lage, mit Muskelkraft Widerstand zu leisten*, wenn der Therapeut seinen Arm nach unten drückt und das Zuckerstückchen auf seinem Solarplexus oder oben auf der Brust liegt. Der raffinierte Zucker raubt ihm einen Teil seiner Muskelkraft. Nimmt man das Zuckerstück weg, gewinnt der Patient binnen kurzem seine Kraft zurück.

Das Experiment mit dem Zuckerstückchen kann jeder leicht durchführen. Probieren Sie es einmal selbst mit Verwandten und Bekannten aus. Kindern macht diese Demonstration immer großen Spaß. Sie lernen dabei auf spielerische Weise den störenden Einfluß von weißem Zucker auf ihre Muskelkraft kennen.

Dieser Test ist auch angezeigt, wenn ermittelt werden soll, welcher Zahn die Okklusion stört. Dafür läßt man den Patienten der Reihe nach mit dem Zeigefinger der linken Hand alle seine Zähne berühren, während er die Kiefer zusammenbeißt. Gleichzeitig prüft man die Muskelkraft seines Arms. Sobald sein Finger auf dem Zahn liegt, der für die schlechte Okklusion verantwortlich ist, verliert der Patient einen Teil seiner Muskelkraft. Denselben Test kann man zur Kontrolle durchführen, nachdem man durch Abschleifen die Okklusion korrigiert hat. Auch wenn der Patient den Finger auf einen entzündeten, beherdeten Zahn legt, kommt es zu diesem Nachlassen der Muskelkraft.

Der Muskeltest

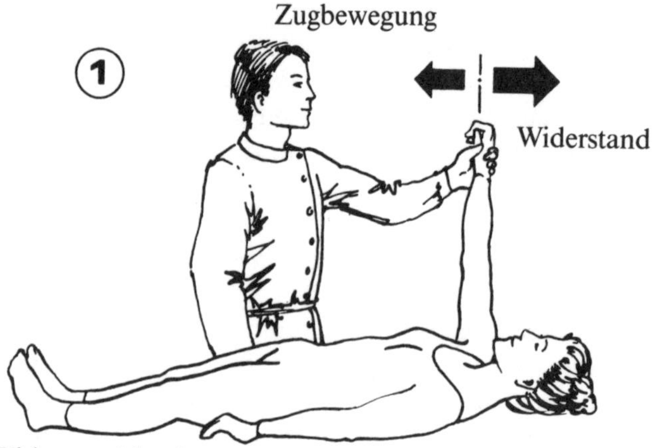

Die Widerstandskraft
des Muskels wird «im Leerlauf» getestet

Zugbewegung, ohne daß der Therapeut seinen eigenen Krafteinsatz gegenüber dem ersten Test erhöht

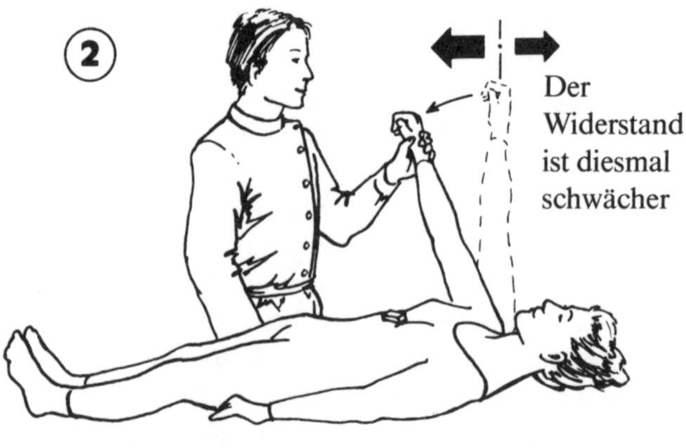

Nachdem man ein Stück weißen Zucker auf den Solarplexus gelegt hat, wird derselbe Test mit demselben Krafteinsatz wie zuvor durchgeführt. Dabei ist ein Nachlassen der Muskelkraft beim Patienten festzustellen.

Hiermit steht dem Therapeuten eine Methode zur Verfügung, die rasch und unmittelbar Ergebnisse liefert, für die keine teuren Instrumente angeschafft werden müssen und die trotzdem klare Aussagen über einfache Zahnstörungen des Patienten erlaubt.

Ich muß allerdings hinzufügen, daß nicht die ganze Kinesiologie so einfach ist wie der Zuckertest. Es gibt mittlerweile hochentwickelte kinesiologische Techniken, deren Beherrschung eine intensive Kenntnis des menschlichen Körpers und lange praktische Erfahrung voraussetzt.

Es versteht sich von selbst, daß angesichts der komplexen Bewegungen des Unterkiefers und der Kiefergelenke weitergehende Kenntnisse vorhanden sein müssen, um Okklusionsstörungen mit kinesiologischen Tests zu bewerten, doch kann ich im Rahmen dieses Buches nicht näher darauf eingehen.

Auch das Wachstum der Weisheitszähne, das etwa um das achtzehnte Lebensjahr herum einsetzt, kann die Okklusion beeinträchtigen, vor allem weil diese Zähne oft aus Platzmangel nur schwer herauskommen. Gut zu wissen, daß die Extraktion eines Weisheitszahns, der eingewachsen ist oder nicht weiterwachsen kann, nicht nur der Bildung von Störherden, sondern auch Okklusionsproblemen vorbeugt.

Wackelt ein Zahn plötzlich, obwohl alle anderen Zähne um ihn herum fest sitzen, so liegt der Verdacht nahe, daß er beim Kontakt zu stark belastet ist – es entsteht das, was die Zahnärzte «Okklusionstrauma« nennen. (Wahrscheinlich haben Sie selbst auch schon mal erlebt, wie unangenehm es sein kann, wenn eine Füllung oder eine Amalgamplombe zu hoch ist und beim Zubeißen stört.) In diesem Fall genügt meist das einfache Abschleifen des Kontaktpunkts, damit der Zahn wieder fest einwächst und alle anderen Beschwerden verschwinden.

Kieferorthopädie und Okklusion

Im Licht dieser Erkenntnisse ist klar, daß Kronen und mehrere Zähne umfassende Zahnprothesen grundsätzlich dem Kriterium einer guten Okklusion genügen müssen. Denn diese ist Voraussetzung für die allgemeine Gesundheit des Patienten und für den guten «Halt» der Prothese im Mund. Mit den beschriebenen Testmethoden läßt sich auch die Okklusion vor dem endgültigen Fixieren von Zahnersatz überprüfen.

Aus dem bisher Gesagten geht außerdem hervor, daß eine zu rasch durchgeführte kieferorthopädische Behandlung für allgemeine Beschwerden verantwortlich sein kann. Schließlich wird die Okklusion auch gestört, wenn der Arzt einen Apparat oder eine Spange einsetzt, um die Zahnstellung zu korrigieren. Deshalb sollten solche Eingriffe auf die Anpassungsfähigkeit des Kindes Rücksicht nehmen.

Wenn bei einem Kind die kieferorthopädische Behandlung unumgänglich ist, sollte man sich nach einem Arzt umsehen, der bereit ist, mit einem Chiropraktiker oder Osteopathen zusammenzuarbeiten. So lassen sich sonstige Beschwerden vermeiden, und das Ergebnis der kieferorthopädischen Behandlung wird zufriedenstellender sein.

Mitunter muß ein kieferorthopädischer Eingriff aufgrund allgemeinmedizinischer Gesichtspunkte zeitweise unterbrochen oder abgeändert werden. Das geht nur, wenn ein intensiver Dialog zwischen den verschiedenen Spezialisten stattfindet.

Glücklicherweise findet man heute schon Kieferorthopäden, die über eine chiropraktische oder osteopathische Ausbildung verfügen. Hoffen wir, daß es in Zukunft noch mehr davon geben wird.

6 Das Amalgamproblem ...

Amalgam ist seit mehr als eineinhalb Jahrhunderten das Material der Wahl, wenn es darum geht, Karieslöcher zu füllen. Es besteht aus Quecksilber und pulverförmigem Silber, Kupfer, Zinn und Zink.

In früheren Zeiten mischte der Zahnarzt selbst in einem Mörser die verschiedenen Metallstaube mit dem Quecksilber. Die verbreitete Bezeichnung «Plombe» entstand, weil das Amalgam schwer und grau aussieht, ähnlich wie die Bleiplomben, mit denen man Versandgüter und dergleichen sicherte. Heutzutage wird Amalgam in elektrischen Mischgeräten hergestellt, doch an seiner Zusammensetzung hat sich wenig geändert.

Wenn viele moderne Zahnärzte weißen Zahnzement oder keramisch-metallische Harze als Füllmaterialien verwenden, hat das vorwiegend ästhetische Gründe. Das gräuliche Grinsen eines amalgamgeschmückten Gebisses ist eben nicht besonders verführerisch. Trotzdem bleibt Amalgam ein Füllungsmaterial, das einfach ist in der Anwendung und weitgehend resistent gegen mechanische Abnutzung.

In letzter Zeit ist es gelungen, die Widerstandsfähigkeit und Stabilität von weißem Zement und Composite-Materialien erheblich zu steigern. Außerdem verlangen immer mehr Patienten der Schönheit zuträglichere Füllmaterialien. Darum setzt eine ganze Reihe von Zahnärzten immer seltener Amalgam ein.

Wenn Ärzte über die toxischen Gefahren des Quecksilbers informiert sind, welches ja immerhin 50 Prozent des Amalgams ausmacht, steigen sie um so rascher auf edlere Materialien um, bis sie schließlich völlig auf Amalgam verzichten.

Mittlerweile ist klar, daß man im Hinblick auf die Zusammensetzung von Füllmaterialien wachsam sein muß. Eine Substanz, die man in die Mundhöhle einführt, muß zahlreichen Qualitätskriterien genügen (mechanische Festigkeit, Ansehnlichkeit, gute Verarbeitbarkeit etc.). Doch darüber hinaus gibt es ein weiteres entscheidendes Kriterium, an dem sich jede gute Zahnfüllung messen lassen muß: Sie darf keine schädlichen Auswirkungen auf den allgemeinen Gesundheitszustand des Behandelten haben. Deshalb muß man bei Patienten mit erwiesener Quecksilber- oder Silberempfindlichkeit mitunter die Amalgamplomben entfernen, um sie von anderen mehr oder weniger ernsten Krankheiten zu befreien.

Die ersten Amalgamgegner

Schon kurz nach dem ersten Auftauchen des Amalgams um die Mitte des 19. Jahrhunderts gab es Stimmen, die sich gegen die Verwendung einer derart giftigen Metallmischung wandten. Die Gegner dieses Materials warnten vor den schädlichen Wirkungen des Quecksilbers und stellten es als regelrechtes Gift für den menschlichen Körper dar. Die Zahnärzte, die Amalgam einsetzten, hielten solchen Kollegen entgegen, sie würden sich mit der Verwendung von Goldplomben nur eine goldene Nase verdienen wollen.

Im Jahre 1920 wurde der Kampf gegen das Amalgam durch den deutschen Arzt Dr. Alfred Stock wiederaufgenommen, der sich in zahlreichen Veröffentlichungen an die wissenschaftliche und medizinische Welt seiner Zeit wandte. Er machte darauf aufmerksam, daß das Quecksilber mit der Zeit aus den Amalgamplomben austritt, den Organismus vergiftet und schwächt, bis verschiedene Beschwerden, wenn nicht gar ernste Krankheiten auftreten. Er hatte bei sich selbst beobachten können, wie sich sein Gesundheitszustand deutlich besserte, nachdem er seine Amalgamplomben hatte entfernen lassen.

In der damaligen wissenschaftlichen Öffentlichkeit Europas fanden Stocks Arbeiten große Beachtung. Doch dann zerstörte im Zweiten Weltkrieg ein Bombenangriff sein Labor und damit die Früchte seiner Forschungen.

Die Minamata-Epidemie

Erst seit den sechziger Jahren hört man wieder von den giftigen Wirkungen des Quecksilbers. Den traurigen Anstoß dazu gab die weithin bekanntgewordene Epidemie von Minamata. Zwischen 1953 und 1960 erkrankten zahlreiche Einwohner dieses japanischen Dorfes schwer. Sie litten unter Sprach-, Hör- und Sehstörungen und anderen Beschwerden, begleitet von allgemeiner Mattigkeit und Muskelzucken. In vielen Fällen war es von Nervenschäden und Atembeschwerden nur noch ein kurzer Weg bis zum Tod.

Verantwortlich für diese Epidemie war eine Quecksilberverseuchung des Meeres durch Industrieanlagen. Die Einwohner von Minamata hatten vergiftete Fische gegessen, die lebensgefährliche Mengen von Methylquecksilber enthielten. Diese Verbindung ist noch giftiger als Quecksilber selbst und reichert sich mit der Nahrungskette immer mehr an.

Im Anhang dieses Buches verweise ich auf eine Studie des CERBOM INSERM zur Quecksilberbelastung der Mittelmeerfische, die deutlich macht, wie wichtig eine scharfe Überwachung von Quecksilberkontaminationen weiterhin ist.

Auch viele Menschen im Irak wurden vor einiger Zeit Opfer einer Methylquecksilbervergiftung. Man hatte damit aus Mexiko importierten Weizen behandelt, um ihn vor Kornkäferbefall zu schützen.

In Minamata hat sich gezeigt, daß Quecksilber in methylierter Form durch die Plazenta dringt und den Embryo oder Fötus angreift. Bei schwereren Vergiftungen treten als Folge Störungen der zerebralen Entwicklung auf, die zu motorischen, neuralen und mentalen Beschwerden führen.

Bei Untersuchungen, die nach der Vergiftung an Neugeborenen aus Minamata durchgeführt wurden, stellte sich heraus, daß die Quecksilberbelastung bei den Kindern noch höher lag als im Gewebe der Mütter. Außerdem erwies sich in Tierversuchen, daß schon eine geringe Menge Methylquecksilber, die für die Mutter weitgehend folgenlos bleibt, die Entwicklung des Nervensystems beim Neugeborenen gefährden kann, da Quecksilber gelegentlich Chromosomenschäden hervorruft.

Der Mensch nimmt Methylquecksilber durch die Haut, über die Atemwege, vor allem aber über den Verdauungskanal auf, wo die Substanz zu 90 Prozent absorbiert wird. Von dort aus kann es sich auf zahlreiche Organe verteilen, insbesondere auf Nieren, Lungen, Leber, Herz und Gehirn. Außerdem lagert es sich in allen Verdauungsorganen ab und heftet sich an die roten Blutkörperchen.

Die Ausscheidung von Quecksilber geschieht nur langsam über Fäkalien, Urin und Haare. Neueren Schätzungen zufolge braucht der Körper mehr als 200 Tage, um das Quecksilber nach einer einmaligen Kontamination wieder loszuwerden.

Das Quecksilberpotential im Amalgam – und im Körper

Die frühen Amalgamgegner unter den Zahnärzten stellten eine grundlegende Frage, die heute, an der Schwelle zum 21. Jahrhundert, noch immer im Raum steht: *Und wenn nun das Quecksilber mit der Zeit aus den Amalgamplomben entweicht?*

Das würde nichts anderes bedeuten, als daß wir Gefahr laufen, uns durch unsere Amalgamplomben langsam, aber sicher zu vergiften.

Versetzen Sie sich einmal an die Stelle eines Zahnarztes, der nicht nur die Zähne seiner Patienten optimal behandeln möchte, sondern sich auch um deren allgemeinen Gesundheitszustand sorgt. Stellen Sie sich dann vor, Sie wären angesichts des Vergiftungspotentials von Quecksilber mißtrauisch geworden und entschlössen sich, bei Patienten mit einer schweren Krankheit die Amalgamplomben zu entfernen. Stellen Sie sich weiter vor, Sie könnten miterleben, wie nach Entfernung der quecksilberhaltigen Füllungen bestimmte Beschwerden rasch verschwänden und in manchen Fällen «langwierige» Krankheiten plötzlich und unerwartet geheilt würden. Sie werden sicher zugeben, daß Sie nach einer solchen Erfahrung Ihre Meinung über die gängigen Methoden der Zahnmedizin ein wenig revidieren müßten. Wahrscheinlich hätten Sie große Lust, anderen Medizinern von Ihren Beobachtungen zu berichten.

Und genau das passiert derzeit vielen Zahnärzten auf der ganzen Welt. Da ist zum Beispiel Dr. Hal Huggins, Zahnarzt in Colorado Springs, der sich seit fünfzehn Jahren mit der Analyse der giftigen Wirkungen von Quecksilber und mit der Entgiftung seiner mit Amalgamplomben bestückten Patienten beschäftigt. Den Anstoß dazu gab die Behandlung von Patienten, die unter einer schweren Krankheit litten – Leukämie etwa oder Multiple Sklerose. Bei einigen dieser Kranken hatte er eine extreme Quecksilbersensibilität festgestellt. Daraufhin entschloß er sich, ihre Amalgamplomben zu entfernen.

In den Tagen nach dem zahnärztlichen Eingriff fiel bei einer Leukämiepatientin die Zahl der weißen Blutkörperchen unwahrscheinlich steil ab und hatte sich wenige Wochen später normalisiert. So konnte sie wieder mit neuer Hoffnung in die Zukunft blicken, trotz der pessimistischen Prognosen der Ärzte. Schon bald nach Entfernung aller ihrer Amalgamplomben war ihre Krankheit nicht mehr als eine schlimme Erinnerung.

Ebenso wurden MS- und Parkinson-Kranke in den Monaten nach der Entfernung des Amalgams plötzlich wieder gesund, obwohl bis dahin keine Therapie angeschlagen hatte. Diese Menschen können mittlerweile wieder ein normales Leben führen, ja sogar Sport, wie zum Beispiel Skilaufen, betreiben.

Man begreift leicht, daß Dr. Huggins von diesen klinischen Erfahrungen betroffen war und begann, das Phänomen der Quecksilbervergiftung wissenschaftlich zu erforschen. In der Folge bestätigten seine jahrelangen Beobachtungen, daß Quecksilber für eine ganze Reihe seiner Patienten ein extrem toxisches Potential darstellte, und er fragte sich natürlich, ob vielleicht Quecksilber aus den Amalgamplomben austritt. Eines seiner ersten Forschungsprojekte bestand darin, den Quecksilbergehalt von Amalgamplomben zu untersuchen, die sich bereits seit zehn oder fünfzehn Jahren im Mund befanden.

Dabei hätte er logischerweise erwarten müssen, zu 50 Prozent Quecksilber zu finden, da man annimmt, daß Quecksilber vollständig und ein für alle Male stabil bleibt, sobald es erst mit dem Silberstaub vermischt ist.

Doch weit gefehlt: Manche Amalgamplomben enthielten noch 30 bis 40 Prozent Quecksilber, andere 25 bis 30 Prozent und bestimmte Füllungen, die bereits zwanzig Jahre alt waren, gar weniger als 10 Prozent. Diese Zahlen zeigen, daß das Quecksilber im Laufe der Jahre aus den Plomben ausgetreten sein muß, um dann frei im menschlichen Körper zu kreisen und sich im Gewebe diverser Organe abzulagern.

Der Quecksilberschwund erklärt sich aus einem simplen physikalischen Sachverhalt: Sobald die Plomben eingesetzt sind, entwickeln sich geringfügige elektrische Ströme im Mund und an der Zahnoberfläche. Die verschiedenen Metalle, aus denen Amalgam besteht (Quecksilber, Silber, Kupfer, Zinn und Zink), verbinden sich mit dem Speichel zu den Grundbestandteilen einer regelrechten kleinen Batterie.

Die zweite Voraussetzung für das Auftreten von elektrischen Strömen sind die im Speichel enthaltenen Natrium- und Kaliumsalze. Ist der pH-Wert des Speichels dann noch im sauren Bereich, was angesichts der heutigen Ernährungsgewohnheiten häufig der Fall ist, so werden die Ströme noch stärker.

Wenn der Patient zusätzlich zu den Amalgamfüllungen noch Goldplomben oder Metallprothesen aus Nickel-Chrom-Legierungen im Mund hat, verstärken sich diese Potentiale weiter und werden von beträchtlichen Ionenströmen begleitet. Kleine Metallpartikel beginnen, durch die Mundhöhle zu wandern, lagern sich in verschiedenen Regionen des Mundes ab und gelangen über den Blutkreislauf auch in andere Körperorgane. So erklärt sich, daß das Zahnfleisch in der Nähe von Amalgamplomben gelegentlich eine graue Färbung annimmt oder daß Goldkronen in der Nachbarschaft von Amalgamplomben leicht die Farbe wechseln.

Der deutsche Chiropraktiker Chales-de-Beaulieu bezeichnet das aus Amalgamplomben stammende Quecksilber als einen der Faktoren, die zur Demineralisierung des Organismus beitragen. Danach würde der Zustand der Entkalkung, den die Zahnkaries signalisiert, durch dieses Gift noch verstärkt. Seiner Meinung nach entsteht diese Entmineralisierung dadurch, daß sich Quecksilberpartikel im Verdauungssystem festsetzen, insbesondere in Magen, Leber und Darm. Die daraus resultierende Erschöpfung der Verdauungsorgane führt dann zu schlechter Assimilation von Kalzium und anderen Mineralien.

Die Vorstellung, daß in unseren Organen vielleicht winzige Quecksilber- oder Silberteilchen zirkulieren, ist nicht gerade beruhigend. Weiß man aber außerdem, daß bestimmte häufig im Mund vorkommende Mikroorganismen, nämlich das Bakterium *Streptococcus mutans* und der Pilz *Candida albicans*, in der Lage sind, Quecksilber zu methylieren (also aus Quecksilber Methylquecksilber zu machen), dann versteht man ohne weiteres, daß Metallfüllungen im Mund zu einigen Problemen führen können. Das aus den Amalgamplomben entweichende

Quecksilber bleibt also nicht grundsätzlich in seiner ursprünglichen Form erhalten, sondern kann sich auch in eine Substanz verwandeln, die noch giftiger für den Organismus ist.

Nach Meinung einiger Autoren ist Methylquecksilber hundertmal giftiger als Quecksilber, insbesondere für Gehirn und Nervengewebe. Auf diese Weise könnte das Gift auch erheblichen Anteil an Krankheiten wie Multipler Sklerose oder neurologischen Störungen haben. Natürlich ist die Methylquecksilberbelastung aus Zahnplomben nicht vergleichbar mit den mitunter tödlichen Dosen von Minamata. Dennoch sollte man die Giftigkeit von Quecksilber in seiner methylierten Form keinesfall unterschätzen, vor allem wenn Kinder oder schwangere Frauen betroffen sind, für die das Vergiftungsrisiko höher liegt, wie wir gesehen haben.

Dr. Huggins hat seit seinen ersten Entdeckungen zeigen können, daß Quecksilber nicht die einzige in der Zahnheilkunde verwendete Substanz ist, die ein toxisches Potential für den menschlichen Körper besitzt. Auch das im Amalgam enthaltene Silber kann giftig wirken, das gleiche gilt für nickelhaltige Zahnkronen und eine ganze Reihe anderer Materialien. Die Forschungen von Huggins und zahlreichen anderen Zahnärzten haben die internationale medizinische und zahnmedizinische Öffentlichkeit mehr und mehr für diese Gefahren sensibilisiert.

Am 20. Mai 1988 berichtete zum Beispiel *Le Monde* über eine Bekanntmachung der schwedischen Gesundheitsbehörden, in der den Zahnmedizinern empfohlen wird, bei schwangeren Frauen auf die Verwendung von Amalgam zu verzichten, «bis weitere Forschungen geklärt haben, welche Kontraindikationen hinsichtlich Quecksilber in diesen Fällen zu berücksichtigen sind».

Die Wirkung von Quecksilber auf Hämoglobin und Immunsystem

In seinem Zentrum zur Diagnose von Empfindlichkeiten gegenüber Füllmaterialien konnte Dr. Hal Huggins nach jahrelanger Beobachtung ein gemeinsames Symptom ausmachen, das bei quecksilbersensiblen Patienten mit verblüffender Regelmäßigkeit auftrat: chronische Müdigkeit. Diese Patienten sind müde, selbst wenn sie Aufputschmittel oder Vitaminpräparate nehmen, und sie fühlen sich auch nach Massagen und anderen therapeutischen Bemühungen noch erschöpft. Diese Müdigkeit steigert sich mitunter bis zu depressiven Zuständen, die die Patienten in einigen (glücklicherweise seltenen) extremen Fällen an den Rand des Selbstmords treiben.

Wenn ein Arzt es mit einem Fall von ausgeprägter Müdigkeit ohne ersichtlichen Grund zu tun hat, läßt er in aller Regel zunächst die Blutwerte des Patienten feststellen. Doch von einer Quecksilbervergiftung Betroffene haben meistens ganz normale Blutwerte.

Erst nach vielen Jahren eigener Forschung und nach Kenntnis der entsprechenden Untersuchungen von Dr. Olympio Pinto aus Rio de Janeiro entdeckte Huggins, daß der Blutwert, der vom Quecksilber beeinträchtigt wird, der *Oxyhämoglobinwert* ist.

Das Hämoglobin ist ein in den roten Blutkörperchen enthaltener Stoff, der dazu dient, Sauerstoff durch unseren Organismus zu transportieren. Deshalb ist es von grundlegender Bedeutung für zahlreiche Funktionen des Körpers und aller Organe, insbesondere des Gehirns. Das Hämoglobinmolekül verfügt über Bindungsstellen, an die sich der eingeatmete Sauerstoff heftet. Im Zuge dieses Prozesses wird es zu Oxyhämoglobin. Die Bindungsstellen für Sauerstoff setzen sich aus Teilchen zusammen, die vorwiegend aus Schwefel bestehen.

Bis hierhin läuft alles problemlos. Doch dann kommt das Quecksilber, lagert sich an diese eigentlich für Sauerstoff bestimmten Bindungsstellen an und blockiert so einen Teil der Sauerstofftransportkapazität des Hämoglobins. Das Quecksilber wirkt sich nicht auf die Hämoglobinmenge aus, sondern besetzt einen Teil der Punkte, über die eigentlich Sauerstoff durch unsere Blutbahn transportiert werden sollte.

So erklärt sich, daß Blutwerte und Hämoglobinwert bei quecksilberempfindlichen Patienten normal sind: Nur äußerst selten läßt der Arzt sein Labor auch die Oxyhämoglobinwerte ermitteln.

Im Licht dieser Forschung versteht man eher, warum die Patienten müde sind: Sie atmen normal, aber der Sauerstofftransport im Organismus wird durch das Quecksilber behindert. Also können sie die Wohltaten der Atmung nicht in vollem Umfang nutzen.

Allerdings kommt es auch vor, daß ein quecksilbersensibler Patient unter echter Anämie bzw. Blutarmut leidet (also abnorm niedrige Werte bei den roten Blutkörperchen aufweist) und daß zum Erschöpfungszustand weitere sekundäre Leiden hinzukommen.

In seiner natürlichen Form findet man Quecksilber in Kombination mit Schwefel als Quecksilbersulfid im Zinnobererz. Das Kalzinieren dieses Erzes ist die Basis der orientalischen und okzidentalen Alchimie und dient zur Freisetzung des Quecksilbers. Die Affinität des Quecksilbers zum Schwefel ist also ganz natürlich, und es überrascht nicht, daß Quecksilber sich gerade an schwefelhaltigen Bindungsstellen im menschlichen Körper festsetzt, insbesondere an Hämoglobin, aber auch in anderen Geweben wie etwa in Muskeln und Haaren.

Neben dem immer wiederkehrenden Phänomen der chronischen Müdigkeit hat Huggins eine beachtliche Reihe anderer Beschwerden festgestellt, die durch Quecksilber ausgelöst oder verstärkt werden können. Anscheinend hat das aus Amalgamplomben austretende Quecksilber in vielen Fällen eine starke Belastung des Immunsystems zur Folge.

Bei einem Menschen, der besonders sensibel auf Quecksilber reagiert, wird das Immunsystem geschwächt, weil seine Abwehrkraft ständig durch das aus Zahnplomben entweichende Quecksilber beansprucht ist. So hat er zahlreichen Mikroorganismen und degenerativen Erkrankungen weniger Widerstand entgegenzusetzen. Und gerade heutzutage sollte man wirklich jede unnötige Belastung des Immunsystems vermeiden. Denn schließlich ist Quecksilber nur eine von vielen toxischen Substanzen, die die Abwehrkraft des Organismus strapazieren, wie etwa schädliche Chemikalien in Lebensmitteln, denaturierte Nahrung, ionisierende Strahlung, Umweltverschmutzung durch Petrochemie und Schwermetalle, Medikamentenmißbrauch und nicht zuletzt eine negative Lebenseinstellung.

Die ganzheitliche Medizin hat sich das doppelte Ziel gesetzt, einerseits die krankmachenden Folgen der Umweltverschmutzung zu reduzieren und andererseits eine flexible und positive Denkweise zu fördern.

Der Test auf Quecksilbersensibilität

Woher aber weiß man nun, wer empfindlich auf Quecksilber reagiert und von Zahnfüllungen beeinträchtigt wird? Gibt es da einen aussagekräftigen Test?

Deutliche Hinweise für Patient und Arzt sind ein metallischer Geschmack im Mund oder das Gefühl, daß elektrische Ströme durch das Gewebe im Mundraum laufen. Auch eine unerklärliche allgemeine Mattigkeit, die sich den verschiedensten Therapien zum Trotz nicht bessert, kann, wie wir gesehen haben, von einer Quecksilbervergiftung herrühren. Auch Menschen, die auf mehrere Substanzen gleichzeitig allergisch reagieren oder unter chronischen Kopfschmerzen leiden, können mitunter durch die Entfernung der Amalgamplomben von ihren Problemen befreit werden. Ebenso können manche Verdauungsstörungen, die sich allen ärztlichen Bemühungen gegenüber – bis hin zur Psychotherapie – als resistent erweisen, durch in den Verdauungsorganen abgelagertes Quecksilber ausgelöst worden sein.

Was die Diagnostik der Quecksilberempfindlichkeit angeht, so gibt es keinen einzelnen Test, der allein den Nachweis erbringen könnte, daß Zahnfüllungen für eine Krankheit verantwortlich sind. Neben der bereits erwähnten Bestimmung der Blutwerte kann auch eine Haarmineraluntersuchung zeigen, ob Quecksilber im Organismus vorhanden ist, und die Analyse des Urins, wieviel Quecksilber über die Nieren ausgeschieden wird. Es gibt noch eine ganze Reihe weiterer Untersuchungen, mit deren Hilfe sich die Mitschuld des Quecksilbers an diversen Beschwerden und Krankheiten nachweisen läßt.

Schon vor zehn Jahren kam Dr. Huggins die Idee, daß die von metallischen Zahnfüllungen verursachten elektrischen Ströme vielleicht nicht bei jedem Zahn gleich sind. Und es gelang ihm schließlich, eine Methode zu entwickeln, mit der sich die elektrischen Potentiale im Zahnbereich messen lassen. Auf diese Weise konnte er zeigen, daß Amalgamplomben als Minuspol dienen und andere Füllungen als Pluspol und daß Stromstärke und Spannung von Füllung zu Füllung schwanken.

Das Risiko einer Empfindlichkeit gegen Quecksilber und andere im Mund verarbeitete Metalle steigt, wenn der Betreffende gleichzeitig Plomben aus verschiedenen Legierungen hat. Das zeigt sich besonders dann, wenn eine oder mehrere Goldkronen vis-à-vis von Zähnen mit Amalgamplomben sitzen. Je saurer in diesem Fall der Speichel, desto stärker auch der Stromfluß, bis zu dem Grad, daß der Patient selbst das elektrische Potential und einen metallischen Geschmack im Mund deutlich spürt. Diese Phänomene werden durch saure Nahrungsmittel noch verschärft und können durchaus eine Entzündung oder ein brennendes Gefühl am Zahnfleisch verursachen.

Ein ausgeprägter Metallgeschmack beim Essen oder auch

außerhalb der Mahlzeiten ist auf Metallpartikel im Mundraum zurückzuführen.

In einigen Fällen findet der Zahnarzt bei der Untersuchung drei oder mehr verschiedene Legierungen beim selben Patienten, wodurch Diagnose und Behandlung zusätzlich erschwert werden.

Die elektrischen Ströme bzw. der Galvanismus im Mundraum begünstigen das Auftreten von Zahnfleischentzündungen und die Ausbreitung von Mikroorganismen, die schädlich für die Zahngesundheit und das Funktionieren des Verdauungssystems sind.

So kann es etwa zu Candidosen (bzw. Mykosen) im Mundraum kommen. Die Pilze bedecken dabei die Zunge mit einem weißen Belag, der sich nur schwer entfernen läßt. Der Hefepilz *Candida albicans*, der für diese Symptome verantwortlich ist, greift leicht auf die Magenschleimhaut über und verursacht Bauchschmerzen, Blähungen und Gasbildung im Darm.

Da Quecksilber nicht der einzige gefährliche Bestandteil im Amalgam ist (viele Patienten reagieren eher auf Kupfer, Silber oder Zinn empfindlich), beschloß die Forschergruppe aus Colorado Springs, eine Reihe immunologischer Tests zu entwikkeln, mit denen sich nicht nur Quecksilber, sondern *alle* in Zahnfüllungen oder Zahnersatz verwendeten Materialien testen lassen. Diese Untersuchungsverfahren liefern einen Gesamtüberblick über die Reaktionen des Immunsystems auf diese verschiedenen Komponenten. Mit ihrer Hilfe lassen sich viele diagnostische und therapeutische Irrtümer vermeiden.

Außerdem arbeitet Huggins mit weiteren ergänzenden Methoden, etwa Augenhintergrunduntersuchungen, Hauttests als Nachweis für Quecksilberempfindlichkeit, Fragebögen und kompletten klinischen Check-ups. Mit der Immunbilanz läßt sich sehr zuverlässig und genau bestimmen, auf welchen Bestandteil einer Füllung der Kranke sensibel reagiert.

Auch der in Keramik-Kunststoff-Materialien enthaltene Aluminiumstaub kann schädlich wirken und eine Abwehrreaktion des Immunsystems und elektrische Ströme auslösen. Hier heißt es wachsam sein, denn häufig verwendet man solche Keramo-Kunststoffe als Ersatz für Amalgam. Dennoch stellt das Quecksilber im Vergleich zu anderen Füllungsmaterialien immer noch das größte Vergiftungspotential dar.

Das Risiko einer Quecksilbervergiftung betrifft nicht nur die mit Amalgamplomben versorgten Patienten. Auch Zahnärzte und ihre Assistentinnen sind täglich Quecksilberdämpfen ausgesetzt oder kommen in direkten Hautkontakt mit dem Gift. In medizinischen Zeitschriften sind Berichte über Zahnärzte und zahnärztliche Hilfskräfte erschienen, die aufgrund von Quecksilbervergiftungen unter visuellen und motorischen Störungen zu leiden hatten – ein unerfreuliches und gerade in diesem Beruf sehr hinderliches Phänomen.

Außerhalb der Zahnarztpraxis ist die Gefahr von Quecksilbervergiftungen wohlbekannt, und man ergreift umfassende Sicherheitsvorkehrungen, wenn Quecksilber bei der Produktion eines Produkts verwendet wird. Das gilt zum Beispiel für die Herstellung von elektrischen Batterien, Papier und Spiegeln, um nur einige Branchen zu nennen.

Folglich sollte jedes Zahnreparaturmaterial getestet werden, bevor es in den Mund gelangt. Die von Huggins in Colorado angewendeten Immununtersuchungen sind technologisch am weitesten fortgeschritten und wahrscheinlich auch am besten für den praktischen Einsatz geeignet. Gleichwohl braucht man dafür ein entsprechend spezialisiertes Labor. In einer normalen Zahnarztpraxis lassen sie sich kaum durchführen.

Es gibt aber eine Diagnosemethode, die jedem Arzt zugänglich ist und innerhalb weniger Minuten präzise Daten über die Reaktion des Organismus liefert: den kinesiologischen Test bzw. Muskeltest, den ich in Kapitel 5 beschrieben habe.

Um die Empfindlichkeit eines Patienten gegenüber Quecksilber oder Silber herauszufinden, braucht man nur ein Stückchen Amalgam auf seinen Solarplexus (oder unter seine Zunge) zu legen und den Test durchzuführen.

Es geht hier nicht darum, die Genauigkeit dieser Methode mit der einer umfassenden Immununtersuchung oder einer modernen Laboranalyse zu vergleichen. Die letztgenannten Methoden sollen die Schwächung der Immunabwehr eines Menschen durch einzelne Füllungsmaterialien nachweisen und sind besonders im Fall von ernsten Krankheiten angebracht. Sie werden ergänzt durch Haarmineralanalyse, Augenhintergrunduntersuchung und eine umfassende Generaluntersuchung.

Dennoch ist nicht von der Hand zu weisen, daß der Zahnarzt bei ein wenig Übung mit dem Muskeltest über eine Untersuchungsmöglichkeit verfügt, die bei jedem Patienten anwendbar ist, nur wenige Minuten beansprucht und in der Mehrzahl der Fälle ausreichend genaue Ergebnisse liefert.

7 ... und wie es am besten zu lösen ist

Wenn man bei einem Patienten Quecksilberempfindlichkeit feststellt, folgt als nächster logischer Schritt die Entscheidung, das Amalgam zu entfernen, um einen Entgiftungsprozeß einzuleiten.

Dabei gilt es, einige Klippen zu umschiffen. Zunächst einmal sollte man nicht überstürzt vorgehen. Selbstverständlich wird ein Patient, der unter chronischen Schmerzen leidet, die Giftquellen so schnell wie möglich loswerden wollen. Allerdings dauert es einige Zeit, bis das im Organismus gespeicherte Quecksilber wieder ausgeschieden ist, und auch für das Entfernen der Amalgamplomben braucht man etwas Geduld, besonders wenn viele Füllungen zu ersetzen sind.

Die zweite Bedingung für den Erfolg der Arbeit besteht darin, abzuwarten, bis *alle Amalgamplomben entfernt sind*, bevor man neue Füllungen macht. Zwischen dem Entfernen der alten Füllung und dem Applizieren einer neuen braucht der Zahn etwas Zeit, um zur Ruhe zu kommen. Am besten setzt man in diesem Fall provisorische Füllungen ein, besonders wenn es sich um große Löcher handelt. Bedenken Sie, daß das Dentin lebt und reich innerviert ist. Die Entfernung einer Füllung mit Hilfe eines Turbinenbohrers irritiert den Zahn und die Nervenfäserchen darin. Darum muß man die schadhafte Stelle am Zahn wie eine Wunde versorgen, die die richtige Behandlung und Zeit zum Heilen braucht.

Das Entfernen der Füllungen in ihrer «elektrischen» Reihenfolge

Und noch eine dritte Bedingung muß erfüllt sein, wenn man den Erfahrungen von Dr. Huggins folgt: *Die Amalgamplomben müssen in genau festgelegter Reihenfolge entfernt werden.* Das ergibt sich aus Dr. Huggins' Erkenntnissen über die an Metallfüllungen meßbaren elektrischen Potentiale. Bestimmte Füllungen sind negativ geladen, andere positiv. Die Erfahrung hat gezeigt, daß kranke Menschen, die stark negativ geladene Amalgamplomben im Mund haben, vor allem von diesen beeinträchtigt werden.

Um eine optimale Ausscheidung des im Körper gespeicherten Quecksilbers sicherzustellen, muß man unbedingt die Plomben mit der *höchsten negativen* Ladung zuerst entfernen. Jedes andere Vorgehen birgt für den Patienten die Gefahr, daß die Freisetzung und Ausscheidung des im Körper gespeicherten Quecksilbers nicht gelingt.

Sobald die Quecksilberempfindlichkeit durch die bereits erwähnten Tests erwiesen ist, nimmt Dr. Huggins – vor jeglichem zahnärztlichen Eingriff – systematische Mundstrommessungen für jeden einzelnen Zahn vor, um die Reihenfolge zu bestimmen, in der sie saniert werden sollen.

Wird die Entfernung der Amalgamplomben willkürlich oder nach Quadranten (also erst links unten, dann links oben, dann rechts unten und schließlich rechts oben) durchgeführt, kann die Ausscheidung des Quecksilbers zwar auch stattfinden, aber sie nimmt wesentlich mehr Zeit in Anspruch. Der Organismus braucht in diesem Fall unter Umständen acht Monate oder mehr, um sich zu entgiften. Einen Menschen, der gegenüber Quecksilber empfindlich ist und nur geringfügige chronische Beschwerden verspürt, wird das nicht weiter stören, um so mehr jedoch den, der unter einer schweren Krankheit leidet und sich eine rasche Besserung seines Zustands erhofft.

Bei der Entfernung der Plomben nach Quadranten konnten

viele Zahnärzte beobachten, wie Patienten, die unter einer Zahnfleischentzündung litten, zum zweiten Termin kamen und plötzlich die Entzündung in dem amalgamfreien Quadranten los waren, während das Zahnfleisch in den drei restlichen, noch mit Amalgam bestückten Quadranten weiterhin entzündet blieb.

Natürlich dauert das Entfernen der Plomben je nach Menge der vorhandenen Amalgamfüllungen unterschiedlich lange. Die spekulärsten Erfolge erzielt man, wenn man nur zwei oder drei winzige Amalgamplomben an den Backenzähnen eines Patienten entfernt, der extrem empfindlich auf Quecksilber reagiert. Schon eine einzige Sitzung kann dann mitunter zu den erstaunlichsten Ergebnissen führen, wie Dr. Hal Huggins in seinem Buch *It's all in your head* beschreibt.

Der Titel ist eine Anspielung auf die vielen Patienten, die zum Zahnarzt kommen, nachdem sie bei Therapeuten sämtlicher anderer Fachrichtungen immer wieder mit dieser oder ähnlichen Bemerkungen abgespeist wurden: «Vielleicht ist es psychisch» – sprich: «Vielleicht stimmt bei Ihnen im Kopf was nicht» –, wenn diese keine erkennbare Ursache für die auftretenden Beschwerden finden konnten. Ist die Quecksilberempfindlichkeit erst entdeckt, kann Huggins mit Recht bestätigen: «Ganz richtig, bei Ihnen stimmt wirklich im Kopf was nicht.»

Sobald die Reihenfolge für die Entfernung der Plomben feststeht, beginnt der Zahnarzt bei der (in jeder Hinsicht) negativsten Füllung und bohrt sie heraus, am besten unter Zuhilfenahme eines wirksamen Absauggeräts, damit kein Quecksilber- oder Silberstaub in Mund und Rachen gelangt. Häufig findet der Arzt unter dem Amalgam neue Kariesbildungen, wodurch die elektrischen Ströme noch weiter verstärkt werden, so daß es um so dringender geboten ist, die Füllung zu entfernen. Außerdem muß in einem solchen Fall das Loch weiter ausgebohrt werden. Am Ende der Sitzung setzt man eine beruhigende provisorische Füllung ein.

Wenn das Loch nicht allzu groß ist, sollte diese Füllung

mehrere Wochen, wenn nicht gar ein oder zwei Monate drinbleiben. Sie kann auch länger im Mund bleiben, falls der Patient einverstanden ist und sich beim Essen oder in ästhetischer Hinsicht nicht gestört fühlt. Dadurch erhält der Zahn Zeit zur Selbstheilung, und das Dentin kann sich regenerieren.

In dieser Zeit sollte der Patient die eine oder andere der in diesem Buch vorgestellten Therapien zur Remineralisierung anwenden. Dadurch baut der Zahn eine solidere Mineralgrundlage auf, wodurch auch die Arbeit des Zahnarztes erleichtert wird.

Will man anstelle von Amalgam Goldfüllungen einsetzen, müssen unbedingt sämtliche alten Plomben entfernt werden, bevor das erste Gold-Inlay in den Mund gelangt. Andernfalls besteht die Gefahr, daß sich neue elektrische Ströme bilden und Beschwerden verursachen.

Ist die Entfernung der Amalgamplomben erst einmal beschlossene Sache, stellt sich eine weitere, ganz zentrale Frage: Was soll an ihre Stelle treten?

Die Ärzte, die wegen des Vergiftungsrisikos oder auch aus ästhetischen Gründen die Verwendung von Amalgam aufgegeben haben, wählten statt dessen zunächst Materialien aus Kunststoff. Seit fast zwanzig Jahren gibt es als Füllung eine Kombination aus Kunststoff und keramischen Mikropartikeln, die dem Kunststoff eine bessere Stabilität und größere ästhetische Qualität verleihen.

Das Aufkommen dieser neuen Materialien markierte einen entscheidenden Wendepunkt in der zahnärztlichen Praxis.

Doch leider haben die neuesten Studien von Dr. Huggins gezeigt, daß bei einigen Patienten das Immunsystem auch auf diese Keramik-Kunststoffe reagiert, was unter anderem auf den darin enthaltenen Aluminiumstaub zurückzuführen ist.

Die Überempfindlichkeitsreaktionen sind individuell sehr unterschiedlich. Manche Patienten reagieren empfindlicher auf das eine Produkt, einige besonders sensibel auf ein anderes, das für die erstgenannten Patienten wieder verträglich sein kann.

Aufgrund dieser Ergebnisse sah sich die Forschergruppe von Colorado Springs genötigt, weitere umfassende Tests zu entwickeln, um die individuelle Verträglichkeit von Dutzenden, wenn nicht gar Hunderten in der Zahnmedizin verwendeten Füllmaterialien zu bewerten. So können alle in den Mund einzubringenden Substanzen im voraus überprüft werden.

Die Arbeiten dieser Gruppe haben die Aufklärung über die gesundheitlichen Auswirkungen zahnmedizinischer Materialien in beispielloser Weise vorangetrieben. Auch die Forschungen der Hersteller dürften dadurch entscheidende neue Anstöße erhalten. Denn fortan muß die zahntechnische Industrie die neuen Parameter berücksichtigen und im Sinne des Patienten in eine bessere Produktqualität umsetzen.

Fürs erste jedoch kann sich der Zahnarzt ohne weiteres mit dem kinesiologischen Test oder einem beliebigen anderen Test seiner Wahl behelfen, um die Verträglichkeit der Produkte zu prüfen, die er ins Gebiß einsetzen will. Zur Durchführung des Tests werden feste Materialien so, wie sie sind, in den Mund gelegt. Flüssige und staubförmige Materialien werden vorher entsprechend verpackt und dann unter die Zunge gelegt.

Was kommt an die Stelle des Amalgams?

Zur Zeit existiert kein ideales Zahnfüllmaterial, das für alle Menschen gleicherweise geeignet wäre. Deshalb ist keine allgemeingültige Antwort auf unsere Frage möglich. Jeder Mensch reagiert entsprechend seiner ganz persönlichen Konstitution auf ein bestimmtes Material. Deshalb muß der Test immer wieder neu durchgeführt werden, insbesondere wenn man es mit überempfindlichen Patienten oder Allergikern zu tun hat.

Gold, ein Stoff, aus dem seit den Zeiten der alten Ägypter Zahnprothesen hergestellt werden, gehört zu den Materialien, die von der Mehrzahl der Patienten am besten vertragen werden. Es handelt sich um ein Edelmetall, und falls es zur Herstellung der Legierung nicht mit zu vielen verschiedenen anderen Metallen vermischt wird, ist es laut den Statistiken von Dr. Huggins das mit Abstand verträglichste Material. Nur bei 3 Prozent der Versuchspersonen fand er eine Immunreaktion auf Gold, während mehr als 50 Prozent auf Quecksilber reagieren.

Doch da es diese 3 Prozent gibt, kann man auch Gold nicht als das *ideale* Material bezeichnen, sondern nur als eines, das in der Regel gut vertragen wird.

Das wesentliche Hindernis, das gegen eine Verwendung von Gold auf breiter Basis spricht, ist sein hoher Preis, sieht man einmal davon ab, daß es, soweit an Vorderzähnen sichtbar, nicht gerade verschönert. Es paßt sich jedoch sehr gut den Konturen des zu füllenden Lochs an und kann auch am Rand des Zahns sehr präzise verarbeitet werden. Mit einer Keramikschicht überzogen, wird es auch im Schneidezahnbereich eingesetzt und verleiht der Keramik einen gleichbleibend angenehmen Farbton.

Die Hersteller von Zahnmaterialien bieten eine ganze Reihe von weißen Zementsorten und Keramik-Kunststoffen an, die zum Teil mit Hilfe einer kleinen Halogenlampe gehärtet werden. Wenn der individuelle Verträglichkeitstest (mit Hilfe von Kinesiologie oder anderen Methoden) grünes Licht für die Verwendung dieser Materialien signalisiert, sind sie ein guter Kompromiß zwischen Ästhetik, mechanischer Widerstandsfähigkeit und Kostenerwägungen.

Zahnkronen aus nichtedlen Metallen bestehen in der Regel aus Legierungen auf der Basis von Nickel und Chrom. Auch solche Legierungen können eine Erschöpfung des Immunsystems auslösen und das Auftreten von Krankheiten begünstigen. Unter den nichtedlen Bestandteilen von Zahnersatzlegierungen tritt Nickel statistisch gesehen am häufigsten als Störfaktor auf. Also müssen solche Legierungen, bevor man daraus Kronen oder Zahnprothesen macht, auf ihre Verträglichkeit hin getestet werden.

Die Entfernung einer oder mehrerer elektronegativer Amalgamplomben führt zu einer vermehrten Quecksilberausscheidung über den Urin. Man sollte die Patienten darauf hinweisen, daß diese Freisetzung ziemlich häufig mit Erschöpfungszuständen einhergeht.

Der Patient kann eine Reihe von Maßnahmen ergreifen, um sich die einzelnen Etappen der Amalgamentfernung zu erleichtern und die Ausscheidung aus Zahnmaterialien stammender metallischer Substanzen zu unterstützen.

Ernährung während der Gebißsanierung

So sollte man, während die Amalgamplomben entfernt werden, besonders auf die Qualität seiner Nahrung achten, um das Immunsystem und die Ausscheidungsorgane, insbesondere Leber und Niere, anzuregen. Gerade Früchte und Gemüse führen dem Körper beträchtliche Vitaminmengen zu, die dringend benötigt werden, um das Vitalitätspotential des Organismus anzuregen und die für die Ausscheidung giftiger Substanzen zuständigen Organe zu stärken. Auch gekeimtes Getreide, insbesondere Weizen, hat denselben Effekt. Eine Rohkostkur ist ebenfalls denkbar.

Neben der Diät ist zur Anregung des Immunsystems eine Vitamin-C-Kur zu empfehlen. Vitamin E, etwa in Form von Weizenkeimöl, begünstigt die Ausscheidung von Quecksilber und nährt die Schleimhaut in den Verdauungsorganen. Auch Magnesium in Form von Magnesiumchlorid ist ein ausgezeichnetes Reinigungsmittel für den Organismus und stimuliert das Abwehrsystem.

Huggins empfiehlt seinen Patienten, während der Entfernung der Amalgamfüllungen jede noch so geringe Aufnahme von Quecksilber zu vermeiden. Das heißt, daß Patienten, die besonders empfindlich auf Quecksilber reagieren, während der Behandlung keinen Fisch essen dürfen, speziell keinen rohen oder in Dosen abgepackten Thunfisch. Die mitunter extrem hohen Quecksilbermengen, die dieser Fisch enthält, können bei Patienten, die sich gerade in der Entgiftungsphase befinden, eine gravierende Verschlechterung des Gesundheitszustandes bewirken.

Für Patienten, die unter Mykosen oder Candidosen im Mundbereich leiden, sind milchsauer vergorene Lebensmittel zu empfehlen, etwa Sauerkraut oder mit Laktobazillen fermentierte Karotten. Mit der Zeit kann die tägliche Einnahme von *Lactobacillus acidophilus* diese Nahrungsmittel ersetzen und Darmflora und Darmfunktionen wieder ins Gleichgewicht bringen.

Sobald die letzte Amalgamfüllung entfernt ist, sind manche Patienten von einer verschärften Entgiftungskrise betroffen, die sich durch kurzfristige verstärkte Erschöpfung oder durch das Wiederauftauchen alter Symptome bemerkbar macht.

Wenn die Füllungen, wie bereits dargestellt, in der richtigen Reihenfolge, also ihrem elektrischen Potential entsprechend, entfernt werden, treten solche Krisen nur in abgeschwächter Form auf. Sie sind Hinweis auf einen beschleunigten Selbstreinigungsprozeß und dauern meist nur wenige Tage.

Homöopathen setzen zum Abschluß der Behandlung Quecksilber oder Silber in homöopathischen Potenzen ein, um die Ausscheidung sämtlicher Quecksilberreste zu fördern.

Für quecksilberempfindliche Patienten bedeuten solche Zubereitungen ein gewisses Risiko, denn schließlich enthalten sie Quecksilber, also genau jene Substanz, unter deren giftigen Auswirkungen der Patient bereits leidet. Deshalb sollte die Einnahme von Quecksilber in homöopathischer Form nur auf Verschreibung erfahrener Ärzte hin in entsprechend gefahrloser Dosierung geschehen.

Doch viele Patienten reagieren ja nicht nur auf Quecksilber sensibel, sondern auch auf andere in Zahnersatzmaterialien enthaltene Substanzen, unter anderem auf die, die als Ersatz für Amalgam herhalten sollen.

Unter diesen Umständen läßt sich das Ziel für Arzt und Patienten heute so formulieren: Es geht darum, den Organismus von toxischen Metallen zu befreien und statt ihrer Füllungen einzusetzen, die der Gesundheit des Patienten nicht abträglich sind.

Ich hoffe, daß die hier dargelegten Forschungsergebnisse den Anstoß zur Entwicklung von Zahnersatzmaterialien einer neuen Generation geben, die keinerlei toxische Komponenten mehr enthalten und auch sonst allen Anforderungen an eine gute, solide und ästhetisch ansprechende Füllung gerecht werden.

Das beste «Füllungsmaterial» aber ist immer noch der gesunde Zahn. Und der läßt sich auch durch die bestmögliche zahnärztliche Behandlung nicht erhalten, sondern allein durch eine gute Kariesprophylaxe.

TEIL DREI

Die Regeneration von Körper und Zähnen

Kürzlich erschien in einer medizinischen Zeitschrift ein Artikel über Zahngesundheit und Kariesvorbeugung, in dem ich folgenden durchaus logischen Satz fand: «Damit ein Mensch gute Zähne hat, müssen erst einmal seine Eltern gute Zähne haben.» Das stimmt, denn das «Terrain», auf dem Karies mehr oder weniger gedeiht, erbt man. Es kann einem Kind in dieser Hinsicht nichts Besseres passieren, als Eltern mit guten Zähnen zu haben, die außerdem noch darüber wachen, daß auch ihre Sprößlinge etwas für ihre Zähne tun.

Ein Kind muß sich mit dem Gesundheitszustand seiner Eltern abfinden. Wenn schon die Eltern Karies haben, laufen auch die Kinder ein erhöhtes Risiko, ebenfalls Karies zu bekommen. Deshalb möchte ich in diesem Kapitel all jene Möglichkeiten beschreiben, die man nutzen kann, um das Knochen- und Zahngewebe zu remineralisieren und zu regenerieren.

Das Auftauchen einer Zahnkaries in einem bis dato gesunden Mund signalisiert, wie wir in den ersten Kapiteln gesehen haben, eine beginnende Entmineralisierung. Angesichts dieser Tatsache müssen ganzheitliche Zahnmediziner immer öfter Fragen wie die folgende beantworten: «Warum habe ich bis jetzt keine Karies gehabt?» Und vor allen Dingen: «Was kann ich tun, damit mein Kind oder ich keine weitere Karies bekommen, da diese offensichtlich nicht durch Fluormangel verursacht ist?»

Mit anderen Worten: Wie läßt sich der Prozeß der Entmineralisierung in eine allgemeine Remineralisierung umkehren?

Je früher im Leben man zu einer harmonischen Ernährung gelangt, desto weniger Anstrengung ist dafür erforderlich. Bei einem sehr kleinen Kind läßt sich relativ einfach ein Ernährungsgleichgewicht herstellen; bei Erwachsenen ist die Sache schon komplizierter. Die Änderung der Ernährungsgewohnheiten ist in vieler Hinsicht ähnlich schwierig, wie das Rauchen aufzugeben.

Es gibt notorische Kettenraucher, die von einem Tag auf den andern ohne fremde Hilfe und ohne größere Schwierigkeiten aufhören zu rauchen. Eines Tages beschließen sie einfach, ihre letzte Schachtel Zigaretten wegzuwerfen. Weit häufiger aber sind die Fälle, bei denen die Gewohnheit des Rauchens tiefsitzenden Bedürfnissen entspricht und als Kompensation für emotionale Schwierigkeiten oder Beziehungsprobleme dient. Für Ernährungsgewohnheiten gilt dasselbe, besonders wenn jemand sehr viel zuckerhaltige Produkte zu sich nimmt. Um den Wechsel der Ernährungsgewohnheiten positiv erleben zu können, muß man sich der inneren Resonanzen bewußt werden, die die verschiedenen Nahrungsmittel im Körper auslösen. So läßt sich während des Übergangs zu einer gesünderen Ernährung ein optimales Gleichgewicht bewahren.

Bevor ich auf die psychischen Implikationen unserer Nahrungsbedürfnisse eingehe, möchte ich zunächst den Vorgang von Entmineralisierung bzw. Remineralisierung oder Regeneration des Mineralhaushalts näher beleuchten.

Wenn man die folgenden Ratschläge beachtet, verliert die Zahnkaries den Schrecken einer irreversiblen Krankheit und wird zu einer Botschaft des Körpers, die von uns eine Harmonisierung unserer Ernährung und unseres gesamten Lebens verlangt.

8 Demineralisierung und Remineralisierung

Die zu Beginn dieses Buches vorgestellten Arbeiten von Dr. Béguin zeigen die immense Bedeutung einer Ernährung mit nichtraffinierten Produkten für die Zahngesundheit. Die Statistiken dieses Kinderarztes beweisen, wie die zeitgenössische Ernährung Mineralmangelzustände und Demineralisierungen auslöst, deren bekannteste Folge die Zahnkaries ist.

Die tägliche Zufuhr von Mineralsalzen, Vitaminen und Spurenelementen garantiert dem heranwachsenden Kind mit hoher Wahrscheinlichkeit gesunde Zähne. Sie ist die unerläßliche Grundlage für eine normale Mineralisierung während des Wachstums, und die Minimalbasis für eine Ernährungsumstellung beim bereits demineralisierten Erwachsenen.

Neben den durch raffinierte Nahrungsmittel hervorgerufenen Mineralmangelzuständen können auch andere Faktoren den Aufbau von mineralisiertem Gewebe im Organismus stören. Einige der wichtigsten davon werde ich im folgenden beschreiben.

Das unentbehrliche Vitamin D

Vitamin-D-Mangel zum Beispiel führt zu Mineralisierungsstörungen, denn dieses Vitamin reguliert die Assimilation von Kalzium aus der Nahrung und ist unentbehrlich für die normale Entwicklung von Zahn- und Knochengewebe. Wenn sie dem Sonnenlicht ausgesetzt ist, kann die menschliche Haut Vitamin D selbst herstellen. Danach wird dieses Vitamin in den verschiedenen Geweben des Körpers, unter anderem im Muskelgewebe gespeichert. So kann der Organismus vor allem in den sonnenarmen Wintermonaten die benötigten Vitamine aus seinen inneren Reserven beziehen.

Bei ausreichender Sonnenbestrahlung hat ein gesunder Mensch normalerweise fürs ganze Jahr genug Vitamin D gespeichert. Wer aber in einem sonnenarmen Land wohnt oder in einer Stadt, die häufig unter einer UV-absorbierenden Dunstglocke liegt, kann unter Vitamin-D-Mangel leiden, der dann durch Zufuhr dieses Vitamins mit der Nahrung ausgeglichen werden muß.

Aufgrund ihrer Mitwirkung bei der Synthese von Vitamin D spielt die Sonne eine wichtige Rolle im Hinblick auf Mineralisierung und Kalzifizierung. Deshalb sind (maßvolle) Sonnenbäder, vor allem verbunden mit Bewegung oder sportlicher Betätigung im Freien, gesundheitsfördernd.

Im Falle von Vitamin-D-Mangel (dessen bekannteste Folge rachitische Symptome sind) können bestimmte Nahrungsmittel das Defizit ausgleichen. Unsere Großeltern traktierten ihre Kinder gern mit dem Vitamin-D-reichen Lebertran, der jedoch in letzter Zeit – wohl wegen seines penetranten Geschmacks – immer seltener verabreicht wird.

Aber auch Eier, Champignons, Käse und Butter aus Rohmilch, Soja und Getreidesprossen enthalten beträchtliche Mengen dieses kostbaren Vitamins. Der Verzehr dieser Nahrungsmittel ist demnach besonders empfehlenswert, wenn ein Vitamin-D-Mangel festgestellt wird und die Sonnenbestrahlung nicht ausreicht. Ich betone, daß Käse und Butter aus Rohmilch hergestellt sein müssen, denn Vitamin D ist wärmeempfindlich und wird beim Erhitzen zerstört.

Vitamin D wird in den Zellkernen des Dünndarmgewebes gespeichert und regt die Bildung für die Kalziumresorption im Darm unentbehrlicher Enzyme an. Außerdem ist dieses Vitamin direkt an der Bindung von Kalzium in den Knochen beteiligt.

Verdauungsstörungen, Streß und Ernährung

Bei normaler Darmfunktion sollte eine gute Kalziumassimilation stattfinden. Deshalb spielt die Qualität der Verdauung eine wichtige Rolle für eine gute Mineralisierung. Der tägliche Gebrauch von Abführmitteln oder eine von ständigen Durchfällen begleitete Krankheit können einen Zustand der Entmineralisierung auslösen.

Ebenso sollte man daran denken, mögliche Darmparasiten (vor allem Würmer) zu bekämpfen, da sie manchmal für eine schlechte Kalziumassimilation bei Kindern verantwortlich sind. Zu diesem Zweck empfehle ich folgende Kur: Man zermahlt eine gute Handvoll Kürbiskerne (etwa 50 Gramm) in einer Kaffeemühle und vermischt das so entstandene Mehl mit einem großen Suppenlöffel Honig. Diese Mischung nimmt man zehn Tage lang jeden Morgen auf nüchternen Magen zu sich. Sie schmeckt nicht schlecht und hat ihre Wirksamkeit immer wieder unter Beweis gestellt. Es handelt sich um ein Hausmittel im besten Sinne des Wortes. Im folgenden werden wir sehen, daß Kürbiskerne, die man in jedem Reformhaus kaufen kann, auch nützlich sind, wenn es um die Remineralisierung geht.

Länger andauernde Streßzustände haben in vielen Fällen eine Entmineralisierung zur Folge, da sie in der Regel mit chronischen Verdauungsstörungen einhergehen. Auch körperliche oder geistige Überbeanspruchung kann sich entsprechend auswirken. Diese Aspekte behandle ich im nächsten Kapitel, in dem es unter anderem um die Bewältigung von Streßfaktoren in unserem Leben geht – auch um den Streß, der durch eine Veränderung der Ernährungsgewohnheiten ausgelöst wird.

Ebenso können bestimmte allzu strenge, proteinarme Diäten

die Darmfunktion beeinträchtigen und so zur Demineralisierung führen.

Andererseits droht auch bei sehr fleischreicher Ernährung mit hoher Wahrscheinlichkeit Kalziummangel, wie neuere Studien in den USA gezeigt haben, denn ein Überschuß an tierischem Eiweiß fördert die Ausscheidung von Kalzium.

Des weiteren können auch Funktionsstörungen von Leber und Gallenblase eine unvollständige Absorption der Kalziumsalze zur Folge haben und so zum Prozeß der Demineralisierung beitragen.

Wir erkennen also, welche umfassende Bedeutung die Phänomene von De- und Remineralisierung besonders für den Erwachsenen haben, sowohl im Hinblick auf seine Ernährung als auch im Hinblick auf seine allgemeinen Lebensgewohnheiten.

Auch gewisse Medikamente wie etwa Kortikoide («Kortison») und Antiepileptika hemmen den Kalziummetabolismus. Einen vergleichbaren Effekt hat der Mangel an körperlicher Bewegung, denn die Arbeit der Muskeln ist unentbehrlich für die optimale Einlagerung von Kalzium in den Knochen. Dies ist zumindest ein Teil der Erklärung für die bei Astronauten beobachteten Dekalzifizierungen. Da sich diese aufgrund der Schwerelosigkeit praktisch nicht mehr körperlich anstrengen müssen, wird die normale Einlagerung von Mineralsalzen im Knochengewebe gestört.

Was den Bereich der Zähne angeht, so fördert das Kauen wirkungsvoll die Kalzifizierung von Zähnen und Kieferknochen. Und auch in dieser Hinsicht erweist sich eine rohkostreiche Nahrung als besonders günstig, da sie zu ausgiebigem Kauen zwingt.

Nach Aussagen vieler Ernährungsfachleute hat Weißbrot ebenso wie Vollkornbrot aufgrund der zugesetzten Backtriebmittel eine entmineralisierende Wirkung. Die bei der Teigherstellung entstehende Phytinsäure ist ein Vitamin-D-Antagonist und stört die normale Kalziumresorption.

Einzig das auf natürliche Weise fermentierte Sauerteigbrot

enthält keine Phytinsäure mehr, da diese sich während des langen Fermentierungsvorgangs in vom Organismus verwertbare Phytate verwandelt. Bei der Verwendung von Hefe ist diese Umwandlung nicht möglich, da der Fermentierungsprozeß viel rascher verläuft.

Der andere Vorteil von Sauerteigbrot hat mit der Assimilation von Gluten, also dem in Weizen, Roggen, Hafer und Gerste enthaltenen Klebereiweiß zu tun. Aufgrund der langsamen Fermentierung des Teigs wird das Gluten sozusagen vorverdaut. Außerdem wird, falls das Brot aus frisch gemahlenem Getreide besteht, das im Korn enthaltene Vitamin E nicht vollständig zerstört, welches wesentlich für die Funktion von Sexualdrüsen und Muskeln ist und für die optimale Verdauung von Gluten benötigt wird.

Auch Dr. Béguin stellte bei den Kindern, die regelmäßig nicht nur vollwertigen Zucker, sondern auch vollwertiges Brot aßen, einen besonders guten Zustand der Zähne fest. Denn Vollkornbrot fördert die Darmfunktion und steigert die Mineralisierungserfolge, die man mit vollwertigem Zucker erzielt. Kein Wunder, wenn man bedenkt, wie reich an Mineralsalzen (u. a. Magnesium) das volle Weizenkorn ist.

Man kann Weizen auch in gekeimter Form zu sich nehmen. Diese Technik ist mehrere Jahrtausende alt und bietet unter ernährungswissenschaftlichen Gesichtspunkten verschiedene Vorteile: Der Keimvorgang bewahrt nicht nur alle positiven Elemente des Weizens, sondern potenziert sie sogar und verdaut sie vor. Der Gehalt an Vitamin B_1 und B_2 steigt um 50 Prozent, der Gehalt an Vitamin B_6 verdoppelt sich, das Gluten wird vorverdaut.

Das Säure-Basen-Gleichgewicht

Neben durch raffinierte Nahrung, Vitamin-D-Mangel und verschiedene Allergien hervorgerufenen Mangelerscheinungen spielt auch das Säure-Basen-Gleichgewicht eine wichtige Rolle im Prozeß der Entmineralisierung.

Die Schweizer Ärztin Catherine Kousmine hat im Laufe ihrer lebenslangen Forschungen in allen Einzelheiten aufgezeigt, wie wichtig ein ausgewogener Säuregrad für unser Blut und die anderen Körperflüssigkeiten ist. Ein Überschuß an säuernden Lebensmitteln kann dieses Gleichgewicht stören. Die Folgen sind schlechte Mineralisierung und geschwächte Immunabwehr.

Säuernd wirken Lebensmittel wie raffinierter Zucker, Getreideprodukte, Fleisch und Essig. Ich will das am Beispiel von Getreide erläutern. Bei der Metabolisierung von Getreideerzeugnissen entstehen Säuren, zu deren Neutralisierung wieder Mineralien benötigt werden. Raffinierte Getreideprodukte bringen wenig oder gar keine mineralischen Basen mit, während vollwertiges Getreide dem Körper immerhin eigene mineralische Faktoren zuführt.

Wahrscheinlich liefern die Arbeiten von Frau Kousmine den Schlüssel zur Erklärung der Ergebnisse von Dr. Bibby aus Rochester (siehe Anhang S. 204 ff.), warum nämlich Vollkornmehle Säuren erzeugen und trotzdem nicht die Zahnoberfläche demineralisieren.

Ich möchte hier noch einmal hervorheben, daß Vollwertzukker *zweihundertmal* mehr Kalium enthält als raffinierter Zukker. Genau dieses Element Kalium spielt eine wichtige Rolle bei der Aufrechterhaltung des von Frau Kousmine beschriebenen Säure-Basen-Gleichgewichts. Dank seines hohen Kaliumgehalts hat vollwertiger Zucker den Vorteil, dieses Gleichgewicht nicht zu stören.

Neben den säuernden Lebensmitteln gibt es auch solche, die alkalisch wirken, wie etwa Milch, Gemüse und die meisten

Früchte. Wenn unsere Ernährung zu einem großen Teil aus Gemüse und Früchten besteht, schaffen wir einen Ausgleich für die von Fleisch und Getreideprodukten erzeugten Säuren. Paradoxerweise führt eine Ernährung, die fast ausschließlich auf dem Verzehr von Obst basiert, ebenfalls zu einer Übersäuerung des Körpers und stellt somit eine echte Bedrohung für die Mineralisierung der Zähne dar.

Wer gesund leben will, muß keineswegs Vegetarier werden. Für die meisten von uns ist viel eher ein vernünftiger Mittelweg angezeigt. Am besten hört jeder auf die Signale seines Körpers und trifft seine Wahl ganz nach Geschmack und Überzeugung. Natürlich bleibt die Verhütung der Karies dabei das grundlegende Ziel. Ist das «Unglück» aber nun mal geschehen, muß man sich nach geeigneten Mitteln umschauen, um den Prozeß der Kariesbildung zu stoppen und die Mineralreserven des Körpers wiederaufzufüllen.

Gezielte Remineralisierung durch Diät und Nährstoffpräparate

Eines der wesentlichen Elemente der Remineralisierung ist, soviel dürfte bereits klargeworden sein, eine gesunde Ernährung. Im folgenden werde ich in Ergänzung der zu Beginn dieses Buches vorgestellten Maßnahmen weitere Möglichkeiten vorstellen, die Zufuhr und Assimilation von Mineralsalzen zu fördern.

Der vermehrte Verzehr von Früchten, rohem Gemüse und anderen vollwertigen Nahrungsmitteln, insbesondere Getreide, bedeutet anfangs eine ungewohnte Herausforderung für das Verdauungssystem. In den meisten Fällen braucht der Organismus dafür eine kürzere oder längere Anpassungszeit. Danach verbessert sich durch die Zufuhr von Vitaminen und Mineralsalzen und durch die größere Ausgewogenheit der Nährstoffe der allgemeine Gesundheitszustand und damit auch die Verdauungsleistung.

Manche Menschen erleben, wie die Anfälligkeit ihrer Zähne nach der Harmonisierung der Ernährung verschwindet, und gewöhnen sich ohne jede Schwierigkeit an den für sie neuen Geschmack vollwertiger Gerichte.

Die Natur hat einige Nahrungsmittel zu bieten, die besonders reich an Mineralsalzen oder an für die Remineralisierung wichtigen Elementen sind. Menschen, deren Organismus eine längere Anpassungszeit benötigt, sollten diese Nahrungsmittel kennen.

Unter den Gemüsen sind Karotten, Spargel, Kohl, Radieschen bzw. Rettich und Rote Bete besonders nützlich für eine gute Mineralisierung. Die Karotte stellt, roh, gerieben oder als Saft, dank ihres Reichtums an Vitaminen und Mineralsalzen, ein erstklassiges Stärkungsmittel dar, weil sie heilend und regulierend auf das Verdauungssystem wirkt. Man sollte jeden Tag ein Glas Karottensaft mit ein wenig Zitronensaft trinken.

Ebenso kostbare und obendrein wohlschmeckende Helfer für die Zähne sind Äpfel, Weintrauben, Kirschen, Ananas und Erdbeeren. «An apple a day keeps the doctor away» heißt es in England: Einen Apfel pro Tag, und man braucht keinen Arzt! Dank ihres hohen Kaliumgehalts wirkt diese Frucht stark alkalisch und fördert so das Gleichgewicht zwischen Säuren und Basen. Außerdem können Äpfel bei verschiedenen anderen Leiden helfen, da sie schützend auf das Verdauungssystem wirken. Das im Apfel enthaltene Kalium unterstützt die Assimilation von Proteinen, Zuckern und Fetten; außerdem begünstigt es das Gleichgewicht zwischen den anderen Mineralsalzen.

Nüssen und Ölfrüchte sind hervorragende Kalzium-, Phosphor- und Magnesiumquellen. An erster Stelle ist da die Mandel zu nennen, dann folgen Haselnuß, Walnuß und Pistazie. Allein oder zusammen mit Trockenfrüchten wie Rosinen oder den phosphorreichen Datteln genossen, sind Nüsse und Ölfrüchte eine ausgezeichnete Zwischenmahlzeit, die auch Kindern sehr gut schmeckt.

Die immense Bedeutung von Früchten und Gemüsen für die

Ernährung erklärt sich aus der hier gegebenen natürlichen Verbindung zwischen verschiedenen Vitaminen, Proteinen, Fetten, Mineralsalzen und als Katalysatoren wirkenden Spurenelementen wie Chrom, Kupfer, Mangan, Selen und andere. Diese Katalysatoren spielen eine grundlegende Rolle bei zahlreichen Reaktionen im Organismus, eben auch beim Prozeß der Mineralisierung.

Man begreift jetzt eher, warum intravenöse Kalziuminjektionen keine wirkliche Garantie für eine Rekalzifizierung sein müssen. Denn zur korrekten Verdauung und Assimilation von Kalzium braucht man weitere Mineralsalze und Vitamine. Alle diese Elemente wirken bei der Resorption, Bindung und Ausscheidung von Kalzium zusammen.

Natürlich ist auch die für ihren Kalzium- und Phosphorreichtum bekannte Milch ein äußerst empfehlenswertes Nahrungsmittel für die Mineralisierung von Knochen und Zähnen, besonders bei Kindern. Dasselbe gilt für Käse und Joghurt. Vorzuziehen ist dabei auf natürliche Weise, also unter Verwendung qualitativ hochwertiger Rohmilch ohne Erhitzung hergestellter Joghurt. Die Temperatur bei der Herstellung darf 40 Grad nicht übersteigen. Bei dieser Temperatur finden die Laktobazillen optimale Bedingungen für gelungene Fermentierung, was entscheidend zur guten Verdaulichkeit des Joghurts beiträgt. Derart selbst hergestellter Joghurt hat einen ausgezeichneten, von Natur aus milden Geschmack. Frisch verzehrt birgt er ein optimales Mineralisierungspotential.

Nicht alle Menschen, besonders Erwachsene, können Milch im rohen Zustand gut verdauen. Außerdem kann ein Übermaß an fettreichen Milchprodukten und Käse die Funktion der Verdauungsorgane beeinträchtigen, zu giftigen Ablagerungen führen und die Entstehung mitunter ernster Krankheiten begünstigen. Die in Milchprodukten enthaltenen Fette können die Wände des Verdauungstrakts reizen, zu übermäßiger Anregung von Nieren und Leber führen und die Abwehrkräfte insgesamt schwächen.

Viele Ernährungsfachleute warnen vor einem übermäßigen Genuß von Milchprodukten. Falls Verdacht auf Milchempfindlichkeit oder Milchallergie besteht, sollte Kuhmilch durch Soja- oder Mandelmilch ersetzt werden, wie es der Tradition der vegetarischen Diätformen entspricht.

Dr. Catherine Kousmine geht in ihren Büchern detailliert auf die Gefahren eines zu hohen Anteils tierischer Fette und auf die gesundheitliche Bedeutung der täglichen Zufuhr von Vitaminen, Mineralsalzen und essentiellen Fettsäuren pflanzlichen Ursprungs ein.

Die «Crème Budwig» (so benannt nach ihrem Erfinder) ist eine kunstvoll zusammengestellte Mischung von Früchten, Nüssen, Ölsaaten, rohen Zerealien, Magerquark und kaltgepreßten Ölen aus erster Pressung. Sie ergibt ein vollwertiges, wohlschmeckendes und aufgrund seines hohen Mineralgehalts besonders gesundes Frühstück und eignet sich hervorragend, den Prozeß der Remineralisierung anzuregen. Frau Dr. Kousmine empfiehlt die Crème Budwig zur Vorbeugung degenerativer Erkrankungen. Die Crème Budwig können Sie nach dem Rezept im Anhang dieses Buches selbst zubereiten. Dieses Frühstück wird besonders schwangeren oder stillenden Frauen empfohlen, da während des Stillens der Mineralbedarf um 50 bis 100 Prozent steigt.

Die weiter oben schon als Entwurmungsmittel empfohlenen Kürbiskerne begünstigen ebenso wie Kürbisöl die Remineralisierung. Auch gekeimtes Getreide sei nochmals empfohlen, außerdem die Vitamin-B-haltige Nährhefe.

Blütenpollen werden von manchen Fachleuten als «Wundernahrungsmittel» bezeichnet, weil sie alle lebensnotwendigen Aminosäuren enthalten. Daneben finden sich in ihnen zahlreiche Vitamine aus der B-Gruppe und die Vitamine C, D und E, eine große Bandbreite von Mineralien und Spurenelementen und schließlich wichtige Enzyme. Ein Kaffee- oder Suppenlöffel Blütenpollen pro Tag, je nach Geschmack, liefert einen wesentlichen Beitrag zur Remineralisierung.

Die Japaner und andere asiatische Völker essen seit jeher Algen. Diese kulinarische Tradition ist für die allgemeine Gesundheit wie für die Stabilität von Knochen und Zähnen gleichermaßen von Vorteil. Seit einigen Jahrzehnten findet man Algen auch in den Regalen von Reformhäusern und Naturkostläden, und nach und nach finden sie Eingang in die europäische Küche.

Am besten verzehrt man sie zusammen mit Getreideprodukten oder in Suppen. Algen enthalten beeindruckende Mengen an Vitaminen, Mineralien und Spurenelementen. Man könnte sie als regelrechte Naturheilmittel für Entmineralisierungszustände bezeichnen. Neben ihrer remineralisierenden Wirkung verstärken sie die natürliche Abwehrkraft des Organismus und sind häufig bei Erschöpfungszuständen zu empfehlen.

Im Rahmen von Meerwasserkuren werden schon seit etwa hundert Jahren Algenbäder eingesetzt. Sie haben eine regenerierende Wirkung und fördern die Ausscheidung von Giftstoffen. Ein solches Bad sollte 37 bis 38 Grad heiß sein und fünfzehn bis zwanzig Minuten dauern. Während des Bades massiert man Glieder und Gelenke mit einem kleinen Algensäckchen: Auf diese Weise wird die Haut gleichzeitig gereinigt und genährt. Normalerweise genügen zwei Bäder pro Woche. Keine Algenbäder nehmen sollte man im Falle einer schweren Krankheit, bei Herzbeschwerden und Schilddrüsenüberfunktion.

Unter den Pflanzenheilmitteln gilt der Schachtelhalm seit vielen Jahrhunderten als besonders wirksam. Er wächst in zahlreichen Ländern und liebt die Feuchtigkeit, weshalb man ihn in Europa oft in der Nähe von Flüssen findet. Er enthält außerordentlich viel Mineralien, unter anderem Silizium, Kalzium, Kalium, Eisen, Mangan und Magnesium.

Schachtelhalm hat eine stark remineralisierende Wirkung und ist beim Auftreten von Zahnkaries angezeigt. Man trinkt ihn als Sud – von der frischen Pflanze abgekocht – oder nimmt ihn in Pulverform mit Honig oder Frischkäse vermischt ein.

Auch bei Blutungen und bestimmten Nierenbeschwerden wirkt er vorteilhaft. Der Saft des Schachelhalms enthält ein Koagulans und fördert die Bildung der roten Blutkörperchen.

Regelmäßige Schachtelhalmkuren sind ein sinnvoller Bestandteil der Kariesverhütung: Man nehme zweimal pro Jahr drei Wochen lang jeden Tag vor dem Mittagessen ein Gramm Schachtelhalmpulver.

Auch das ätherische Öl der Zitrone kann als Massageöl (einfach ein paar Tropfen in die hohle Hand geben) ein wichtiges Element der Regenerationstherapie sein. Außerdem kräftigt es das Zahnfleisch. Zu diesem Zweck gibt man einen oder zwei Tropfen auf die Spitze des Zeigefingers und massiert damit das Zahnfleisch.

Die Einnahme von Magnesium in Form von Magnesiumchlorid trägt zur Entgiftung des Organismus bei und regt die Infektionsabwehr an.

In Reformhäusern und Apotheken werden zahlreiche Produkte und Mineralpräparate zur Förderung der Remineralisierung angeboten. Manche davon können nützlich sein, andere weniger. Bei der Wahl sollte man sich von einem erfahrenen Ernährungsexperten oder einem Apotheker beraten lassen.

Ich selbst möchte mich darauf beschränken, auf die große Zahl an natürlichen Produkten – Früchte, Gemüse und Pflanzen – hinzuweisen, die gefahrlos verzehrt werden können und von jedermann leicht zu beschaffen sind. Ihren Nutzen und ihre Wirksamkeit haben sie seit vielen Generationen unter Beweis gestellt.

In der folgenden Liste sind die besonders empfehlenswerten Nahrungsmittel noch einmal zusammengefaßt:

Gemüse: Karotten, Kohl, Rote Bete, Spargel, Sellerie, Kopfsalat, Rettich (am besten roh oder als Saft).

Obst: Äpfel, Weintrauben, Kirschen, Ananas, Erdbeeren.

Ölfrüchte/Nüsse: Mandeln, Haselnüsse, Walnüsse, Pistazien.

Trockenfrüchte: Datteln, Rosinen.
Milchprodukte: Milch, Käse, selbstgemachter Joghurt (außer bei Milchunverträglichkeit).
Creme Budwig: siehe Rezept im Anhang.
Kürbiskerne und Kürbiskernöl.
Gekeimte Körner und Kerne: Weizen, Sonnenblumenkerne etc.
Vollkornerzeugnisse: Weizen, Sauerteigbrot, Hafer, Gerste, ungeschälter Reis.
Nährhefe: als Flocken zum Bestreuen von Suppen und Salaten.
Pollen: als Kur, einen Löffel pro Tag.
Algen und Algenbäder: Temperatur: 38 Grad, Dauer: 15 bis 20 Minuten.
Schachtelhalm: als Sud oder als Pulver mit Honig gemischt.
Ätherisches Zitronenöl: für Massagen.
Magnesium: als Magnesiumchlorid.
Handelsübliche Mineralstoffpräparate.

Eine lange Liste. Natürlich sollte man nicht alle diese Nahrungsmittel und Nährstoffpräparate zur gleichen Zeit nehmen. Die dabei entstehende Mischung könnte sich als schwer verdaulich erweisen. Welche Nahrungsmittel und welche Präparate Sie wählen, bleibt Ihnen, Ihrem Gespür und Ihrem Geschmack überlassen. Bedenken Sie dabei, daß man zur Remineralisierung des Zahngewebes Geduld, Hartnäckigkeit und Vertrauen in die Selbstheilungskräfte des menschlichen Körpers braucht.

Damit es im Prozeß von Verdauung und Assimilation harmonisch verarbeitet werden kann, muß jedes Lebensmittel richtig gekaut werden. Wenn man sich daran gewöhnt, jeden Bissen so oft wie möglich zu kauen, erleichtert man den Verdauungsorganen die Arbeit.

Der Prozeß der Verdauung wird durch den Speichel und zwar im wesentlichen durch die Absonderungen der Ohrspeicheldrüse (die ich im Zusammenhang mit ihrer schmelzschützenden Wirkung bereits erwähnt habe) begonnen. Außerdem trägt der Speichel dank seiner Menge und Beschaffenheit während des Kauens zur natürlichen Reinigung der Zähne und zur Beseitigung von Nahrungsmittelablagerungen bei. Dieser während des Kauens gebildete Speichel ist wesentlich für die ausgewogene Funktion von Verdauung und Assimilation, also für den Prozeß der Remineralisierung.

Um die Bedeutung guten Kauens besser zu verstehen, müssen wir uns vor Augen halten, daß beim Kauen Zähne, Zahnfleisch und Kieferknochen mechanisch stimuliert werden. Kauen stärkt die Widerstandskraft der Zähne gegen Karies und die Festigkeit der Knochen, die die Zähne halten. Außerdem stellt das Kauen sicher, daß Lebensmittel und Speichel gut miteinander vermischt werden.

Täglich Früchte und Gemüse essen und öfter eine Mohrrübe oder einen Apfel knabbern verschafft dem Körper natürliche Gelegenheiten zu ausgiebigem Kauen und damit alle Wohltaten einer vollwertigen Ernährung.

Das Phänomen der Remineralisierung ist ein Vorgang, der die Gesamtheit des Organismus betrifft. Das gründliche Kauen gesunder Nahrungsmittel und die Einnahme von Zusatzpräparaten stellt eine erste unverzichtbare Etappe auf dem Weg zum Wiederaufbau des Knochen- und Zahngewebes dar. Außerdem ist die Mineralisierung abhängig von Sonnenbestrahlung, körperlicher Bewegung (möglichst täglich) und der Qualität der Atmung (sie sollte tief und entspannt sein). Kurz gesagt: Die Remineralisierung ist eine Frage der richtigen Lebensgewohnheiten.

Deshalb müssen wir nun, nachdem wir einiges über die Physiologie des Menschen erfahren haben, weitergehen, um zu einer noch umfassenderen Sicht auf die medizinischen und menschlichen Möglichkeiten zu gelangen, die uns zur Regeneration des Körpers zur Verfügung stehen.

9 Allgemeine Voraussetzungen für eine gute Remineralisierung

Die Weltgesundheitsorganisation WHO definiert Gesundheit als einen Zustand körperlichen, geistigen und gesellschaftlichen Wohlbefindens. Auch die Zahngesundheit unterliegt diesen Kriterien. Eine gute Ernährung oder Mineralstoffpräparate sind nur von beschränktem Nutzen für einen Menschen, der ständig unter einem nervösen Druck steht. Es ist ja bekannt, daß Probleme in Familie, Partnerschaft und Beruf mitunter zu inneren Spannungen führen, die schwere Verdauungsstörungen oder gar Magengeschwüre zur Folge haben. Bleibt in einem solchen Fall die Konfliktsituation über längere Zeit bestehen, wird die korrekte Mineralisierung beeinträchtigt, und die Zähne werden weniger widerstandsfähig gegen Karies.

Die Weichen für das Wachstum und die Mineralisierung von Knochen und Zähnen werden natürlich in der Kindheit gestellt. Während der ersten Lebensjahre ist der Mensch auf Entwicklung programmiert. In dieser Zeit müssen die Eltern dem Kind eine hochwertige Ernährung und viel Zärtlichkeit und Zuwendung geben, dann können Körper, Knochen und Zähne harmonisch aufgebaut werden.

An manchen Schulen machen die Lehrer ihren Schülern die Notwendigkeit einer guten Mundhygiene klar und führen sogar verschiedene Zahnputztechniken vor. Das ist natürlich sehr begrüßenswert. Außerdem aber wäre es sinnvoll, wenn sie noch stärker auf die zentrale Bedeutung der Zähne hinwiesen, vielleicht indem sie den Glanz und die Farbe unserer Zähne mit der natürlichen Schönheit von Edelsteinen verglichen, die man vor jeder Krankheit schützen müsse, da doch die Zähne nicht wieder nachwachsen ...

Das sekundäre Dentin

Doch selbst nach Abschluß des körperlichen Wachstums kann man etwas für die Remineralisierung seiner Zähne tun. Denn die Selbstheilungskräfte des Organismus sind auch im Erwachsenenalter noch aktiv. Der Prozeß mag länger dauern als beim Kind, aber er ist jedem unserer Körperteile eigen und braucht nur angeregt zu werden.

Die erste Reaktion des Körpers auf Karies ist der Versuch, den davon betroffenen Zahn zu reparieren: Die Zahnpulpa bildet einen Verschluß aus Dentin. Diese Reaktion soll das zerstörte Zahngewebe wieder aufbauen und dem Fortschreiten der Karies Einhalt gebieten. Die neue, von der Zahnpulpa gebildete Mineralschicht kleidet nun den Boden des von der Karies erzeugten Lochs aus. Das so entstandene Dentin nennt man sekundäres oder reaktives Dentin. Je dichter und undurchdringlicher das Dentin, desto besser schützt es vor Mikroorganismen und den von der Karies produzierten Säuren.

Ist ein Organismus ausreichend mit Mineralsalzen versorgt und sind alle zur Remineralisierung notwendigen Bedingungen erfüllt, so genügt das sekundäre Dentin als «Füllung» für die von der Karies angegriffenen Stellen. Mit der Zeit wird diese Abdeckung immer härter, so daß ein Eingriff des Zahnarztes überflüssig ist. Die Sonde, das spitze Untersuchungswerkzeug, mit dem der Zahnarzt auf Kariessuche geht, ist nicht in der Lage, diese braune oder schwarze Schicht zu durchdringen. Das heißt, daß die Natur ihre Reparaturfunktion erfüllt hat.

Wird der Patient dann ausreichend mit Mineralien versorgt, so braucht der schwarze Punkt, der meistens an der Grenze zwischen Zahn und Zahnfleisch sitzt, nur noch regelmäßig – ein- oder zweimal im Jahr – überwacht zu werden. Wenn bei einer solchen Untersuchung die Sonde auf weiches Gewebe trifft, das meistens direkt neben der Schicht Sekundärdentin liegt, muß die Karies ausgebohrt und eine Füllung eingesetzt werden. Da die Remineralisierung nur langsam vonstatten geht, sollte man das Risiko einer Verschlimmerung der Karies auf jeden Fall vermeiden und sie sofort nach Entdeckung behandeln lassen.

Wir sehen also, daß der Wiederaufbau mineralisierten Gewebes zu den normalen Reaktionen von Körper und Zahn gegenüber der Karies gehört. Das Ziel muß sein, alle Möglichkeiten auszuschöpfen, damit dieser Prozeß möglichst schnell und erfolgreich vonstatten geht.

So betrachtet, sind *alle* Maßnahmen zur Anhebung des allgemeinen Energieniveaus sinnvoll. Da ist zunächst einmal die körperliche Bewegung, die, wenn sie der Belastungsfähigkeit des Organismus entspricht, die Regeneration fördert. Weiter verstärkt wird die positive Wirkung körperlicher Übungen, wenn die Aktivität oder Sportart das Bewußtsein für eine gute Atmung schärft. Die durch die Bewegung hervorgerufene intensive Sauerstoffaufnahme regt die Bindung von Kalzium und anderen Mineralien in Knochen und Zähnen an. Und schließlich verbessern Sport und Atemübungen auch noch die Verdauung und in der Folge sämtliche Funktionen des Organismus.

Remineralisierung und körperliche Bewegung

Die zahlreichen Bücher, in denen die Wohltaten einer guten Atmung beschrieben werden, betonen deren kreislaufanregende und allgemein beruhigende Wirkung. Wenn der Zwerchfellbereich von einer tiefen Atmung massiert und gedehnt wird, werden auch nervöse Spannungen in diesem Bereich gelockert.

Die zahlreichen positiven Wirkungen des Yoga brauche ich

wohl kaum mehr eigens hervorzuheben, und dasselbe gilt für die verschiedenen Kampfsportarten und alle anderen körperlichen Übungen, bei denen die Atmung eine wichtige Rolle spielt. Das soll keineswegs heißen, daß man sein Denken nach fernöstlichen Traditionen ausrichten oder sich den Körper in ungewohnter Weise verrenken muß, wenn eine Karies das strahlende Weiß eines ansonsten intakten Gebisses stört. Wichtig ist nur, daß man sich regelmäßig bewegt, bewußt atmet und wirklich entspannt.

Der physiologische Effekt von Atemübungen und Spaziergängen bzw. Wanderungen (einem Sport also, den jeder ausüben kann) besteht darin, daß sie das Säure-Basen-Gleichgewicht im Blut harmonisieren. Erinnern wir uns, daß dieses Gleichgewicht, welches durch Sauerstoffzufuhr begünstigt wird, unerläßlich für das gute Funktionieren der mineralisierten Gewebe ist. Zu Fuß gehen hat noch einen weiteren Vorteil: Man tut es im Freien, also im Sonnenlicht, was zu einer erhöhten Produktion von Vitamin D führt, welches ja außerordentlich wichtig für die Mineralisierung ist.

Die unterschiedlichen Zug- und Druckkräfte, die bei der Bewegung von den Muskeln auf die Knochen ausgeübt werden, führen zu verbesserter Blutzirkulation und Auffüllung der Mineraldepots im Innern der Knochenstrukturen.

Je weiter die Entmineralisierung fortgeschritten und je älter die Betroffenen, desto mehr wird tägliche Bewegung zu einem zentralen Moment der Therapie.

Der amerikanische Arzt Dr. Carl O. Simonton konnte signifikante Verbesserungen im Gesundheitszustand seiner Krebspatienten beobachten, nachdem er ihnen tägliche, auf ihre individuellen Möglichkeiten abgestimmte, körperliche Bewegung verordnet hatte. Die Patienten erfuhren eine allgemeine Entspannung und entwickelten eine positivere Lebenseinstellung. Letztere ist, wie wir noch sehen werden, grundlegend für jeden Heilungs- oder Regenerationsprozeß.

Manche Patienten, die laut Diagnose ihrer Chirurgen nicht

die geringste Überlebenschance hatten, wurden sogar geheilt. Zu den körperlichen Übungen kommen bei Simonton noch psychotherapeutische Sitzungen hinzu, in denen der Patient lernt, in einen Dialog mit seiner Krankheit zu treten, um seine Konflikte und seinen Streß zu begreifen, zu akzeptieren und schließlich zu transformieren.

Wenn heutzutage von degenerativen Krankheiten die Rede ist, denkt jeder gleich an Krebs. Nur wenige denken dabei auch an Karies, obwohl dies die weltweit verbreitetste degenerative Krankheit ist.

Das Auftreten einer Zahnkaries in einem bislang gesunden Mund sollte wie eine Alarmglocke wirken, die signalisiert, daß der Mensch gewisse, seiner Gesundheit abträgliche Gewohnheiten aufgeben muß.

Die erste Karies beim Kind entspricht dem Anfangsstadium der Entmineralisierung. Deshalb müßte sie eigentlich sowohl lokal (durch Zahnbehandlung) als auch allgemein, nämlich durch Änderung von Lebensstil und Ernährung, bekämpft werden.

Bei Erwachsenen hat das Auftreten von Karies dieselbe Bedeutung wie plötzlicher Haarausfall. Beide Symptome sollten sowohl lokal (durch zahnmedizinische Versorgung bzw. Kopfhautmassagen) und allgemein behandelt werden: also durch gesunde Ernährung, körperliche Bewegung und einen gelasseneren Umgang mit den Streßfaktoren des Alltags.

Da beim Erwachsenen das Regenerationspotential weniger ausgeprägt ist als beim Kind, sind mehr Geduld und Hartnäkkigkeit nötig, um eine spürbare Remineralisierung zu erreichen. Von den Methoden, mit denen sich der Mineralisierungsgrad eines Organismus überprüfen läßt, möchte ich vor allem die Irisdiagnose erwähnen, da sie interessante Möglichkeiten zur Kontrolle des Therapieerfolges bietet. Ein weiterer Vorteil dieser Methode ist die Tatsache, daß sie rasch und ohne großen technologischen Aufwand durchführbar ist.

Das hormonelle Gleichgewicht

Auch Hormone spielen eine wesentliche Rolle bei der Mineralisierung. Hormone sind Substanzen, die von den sogenannten endokrinen Drüsen ausgeschieden werden, die an verschiedenen Stellen im Körper sitzen. Sie dienen zur Regulierung zahlreicher Funktionen unserer Organe. Die Blutwerte von Kalzium und Phosphor werden durch die Hormone der Nebenschilddrüsen in der Nähe des Kehlkopfs modifiziert. Folglich hängen Kalzifizierung und Mineralisierung von Knochen und Zähnen vom Funktionieren der endokrinen Drüsen und dem hormonellen Gleichgewicht ab.

Die beste Voraussetzung für eine normale Funktion der Nebenschilddrüsen aber ist wiederum ein allgemein guter Gesundheitszustand. Das nur, um zu zeigen, daß jede Therapie, die auf Harmonisierung der allgemeinen Funktionen des Organismus abzielt, auch das Hormongleichgewicht und damit die Gesundheit von Knochen und Zähnen positiv beeinflussen wird.

Es versteht sich von selbst, daß auch die zahlreichen Methoden aus dem psychotherapeutischen Bereich wie Sophrologie, Bioenergetik usw. eine große Hilfe sein können, falls die Entmineralisierung direkt mit psychischen Spannungen zusammenhängt, die durch Streßfaktoren wie innere Konflikte oder Beziehungsprobleme hervorgerufen werden.

Denken wir an die Arbeiten des kalifornischen Zahnmediziners Steinman, der bei Ratten, die Streßfaktoren ausgesetzt waren, ein Ansteigen der Karieshäufigkeit nachwies: Infolge wiederholter Streßsituationen läßt die Produktion des Hormons der Ohrspeicheldrüse nach oder hört ganz auf. Dadurch vermindert sich auch der Flüssigkeitsstrom im Dentin, und das Kariesrisiko nimmt zu. Diese Entdeckung eröffnet völlig neue Perspektiven für die Zahnheilkunde. Von nun an müssen Kariesbildungen als Alarmsignal eines Körpers bzw. eines Wesens gelten, das im Begriff ist, aus dem Gleichgewicht zu geraten.

Das soll freilich nicht heißen, daß man sofort zum Psychologen gehen muß, wenn Karies auftritt. Wer unter Zahnkaries leidet, sollte vernünftigerweise zunächst die betroffenen Zähne versorgen lassen, dann seine schädlichen Ernährungsgewohnheiten ändern und ein oder mehrere Mineralstoffpräparate einnehmen, um die Remineralisierung anzuregen. Falls sich trotz mehrmonatiger Anstrengungen keinerlei Erfolg einstellt, muß man nach einer tieferliegenden Ursache suchen, die die Disharmonie aufrechterhält und die Versuche zur Selbsttherapie blockiert.

Der Begriff Streß taucht heute immer öfter in den Medien auf. Betrachten wir zunächst einmal die Mechanismen, die damit gemeint sind, näher.

Streß ist die Reaktion des Organismus auf einen Streßfaktor. Wenn wir lernen wollen, mit Streß besser umzugehen, sollten wir uns zunächst den Unterschied zwischen «Streß» und «Streßfaktor» klarmachen. Diese Begriffe werden häufig verwechselt.

Ein Beispiel: Eine Familie, die in der Nähe des Flughafens wohnt, ist Streßfaktoren ausgesetzt, insbesondere der Lärmbelastung. Die körperliche Reaktion auf Lärm mag sich durch Erschöpfung der Hörorgane und gelegentliche Kopfschmerzen manifestieren, die zu einem Streßzustand führen können. Nehmen wir weiter an, daß es in dieser Familie zwei Jugendliche gibt, die sich beide nichts sehnlicher wünschen als Ruhe.

Der eine von ihnen leidet oft unter Kopfschmerzen, besonders wenn der Flugverkehr am Nachmittag seinen Höhepunkt erreicht. Nach und nach bringt er das Ansteigen der Dezibelwerte mit seinen Kopfschmerzen in Verbindung. Schließlich verwechselt er den Streßfaktor (den Lärm) und die Reaktion seines Körpers, den Streß (nämlich die Kopfschmerzen).

Tag für Tag sieht er sich nicht nur dem Lärm, sondern auch den anscheinend unvermeidlichen Schmerzen ausgesetzt. Um zur Ruhe zu kommen, bedarf es für ihn einer gewaltigen Anstrengung, denn er leidet nicht nur unter dem, was ist: dem Lärm, sondern auch unter dem, was nicht unbedingt sein müßte: dem Schmerz. Aufgrund dieser Verwechslung hat er den Eindruck, jeden Tag gegen Lärm *und* Schmerzen ankämpfen zu müssen. Dieses Gefühl, daß die Probleme ihm über den Kopf wachsen, erzeugt wiederum neuen Streß. Und so weiter.

Mit der Zeit kommt es vielleicht so weit, daß er starke Erschöpfungssymptome und funktionelle Störungen entwickelt. Man kann sich gut vorstellen, daß er die Verantwortung an seiner Malaise den Eltern gibt, die ihm diese Wohnung zumuten. Und schon haben wir einen Konflikt, der auf die ganze Familie übergreifen kann.

Sein Bruder weiß, daß sein Vater zur Zeit kein ruhigeres Haus kaufen oder mieten kann, und akzeptiert das. Zwar hat auch er immer mal wieder Kopfschmerzen, doch er hört nachmittags, wenn der Lärm am schlimmsten ist, per Kopfhörer entspannende Musik, während er seine Hausaufgaben macht. Dieser Bruder wird nicht so leicht unter Streß leiden, seine Kopfschmerzen dürften seltener auftreten als beim anderen, und er hat auf eigene Faust ein wirksames Mittel zur Dämpfung des Streßfaktors gefunden. Beide Brüder stehen demselben Problem gegenüber, aber ihr Alltag sieht vollkommen verschieden aus: Der eine leidet, der andere nicht.

Diese kleine Geschichte soll illustrieren, wie Streß entstehen kann, wenn man die persönliche Interpretation mit der Wirklichkeit selbst verwechselt. Oft liegen Welten zwischen der tatsächlichen Situation und dem ganzen Unglück, das der Geist sich ausmalt. Im Streßzustand wird das kleinste Problem riesengroß und auf diese Weise zu einer neuen Streßursache.

Tierversuche am New Yorker Rockefeller Institut ergaben, daß Streß bestimmte Bestandteile der Darmflora zerstört und damit die Bahn frei macht für Infektionen durch schädliche Keime.

Ständiger Streß kann schließlich zu derart schweren Verdauungsstörungen führen, daß das Wachstum der Tiere gehemmt wird.

Streßfaktoren lösen emotionale Botschaften aus, die ins Gehirn gelangen, genauer gesagt in den Hypothalamus. Sodann wird der Reiz zur Hypophyse weitergeleitet, worauf es zu einer Störung der endokrinen Drüsen und des hormonellen Gleichgewichts kommt. So entwickeln sich unter dem Einfluß von Streßfaktoren verschiedene körperliche Beschwerden, bis der Körper schließlich durch und durch gestreßt ist. Dieser Circulus vitiosus ruft zahlreiche Krankheiten hervor, darunter auch Entmineralisierung und Zahnkaries. Sobald der Organismus größeren hormonellen Fehlsteuerungen ausgesetzt ist, besteht die Gefahr, daß sich die Blutwerte für Kalzium und Phosphor verändern.

In vielen Fällen genügt zahnmedizinische Behandlung, verbunden mit Ratschlägen zur Mundhygiene und zur Ernährung, um die Karies zu stoppen. Will der Therapeut aber dem Patienten helfen, sich zu regenerieren und zu remineralisieren, muß er ihn auch bei der Behebung seiner funktionellen Beschwerden und im Umgang mit Streß unterstützen.

Der Hausarzt früher konnte wahrscheinlich besser eventuelle tiefer sitzende Ursachen einer Krankheit erkennen, weil er alle Lebensaspekte seiner Patienten kannte. Der Zahnarzt von heute ist ein Spezialist für kranke Zähne. Außerdem gibt er auch Ratschläge zur Mundhygiene und Ernährung. Daß er ein Experte für Psychologie ist, wird kein Mensch erwarten. Dennoch verbietet ihm niemand, seinen Patienten als ganzen Menschen zu betrachten, mit ihm zusammen die zur Remineralisierung notwendigen Maßnahmen zu planen und ihn auf Aktivitäten oder Therapeuten hinzuweisen, die ihm weiterhelfen könnten.

Wie lernt man, mit Streß besser umzugehen? Die Antwort ist im Prinzip nicht schwer: Entweder man reduziert Menge bzw. Intensität der Streßfaktoren. oder man versucht, die körperlichen Reaktionen abzumildern, die sich aus einem Streßzustand ergeben. Wenn ein Ballon zu platzen droht, weil man ihn zu stark aufgeblasen hat, muß man entweder Luft ablassen oder die Wand des Ballons verstärken.

Entspannungstechniken und positives Denken

In diesem Sinne sind sämtliche Körperübungen zu begrüßen, die der Entspannung dienen: Yoga, Sophrologie, Wandern und viele andere Entspannungsmethoden begünstigen eine bewußte Atmung und damit die Auflösung von nervösen Spannungen, insbesondere im Zwerchfellbereich. Techniken wie Visualisierung, positives Denken oder Meditation beruhigen den gestreßten Geist, so daß einem neue Lösungen für seine Probleme bewußt werden können.

Es mag Sie überraschen, daß ich in einem Buch über die Zähne empfehle zu meditieren, aber alle Gesundheitslehren der Welt sind sich einig, daß unser Denken einen ungeheuren Einfluß auf das Funktionieren unserer Organe ausübt. Nichts ist störender für einen Organismus und alle seine Funktionen (auch für die Mineralisierung), als ein Geist, der ständig auf das fixiert ist, was nicht geht, voller Selbstmitleid der Vergangenheit nachhängt oder Zukunftsängste hegt.

Im Gegensatz dazu besteht das beste Antistreßmittel darin, sich die Zukunft positiv vorzustellen, die Gegenwart zu akzeptieren und sich klarzumachen, daß man die Vergangenheit nicht ändern kann.

Wer sich um Selbsterkenntnis bemüht, versteht nicht nur sich, sondern auch andere besser und kann streßauslösenden Ereignissen mit mehr Gelassenheit begegnen. Das ist seit Jahrtausenden in Ost und West bekannt.

Das Erkennen der tieferen Ursachen unserer Störungen oder Spannungen kann beträchtlich zur «Entschärfung» des Teufelskreises von Streß beitragen, der das harmonische Funktionieren des Organismus beeinträchtigt. Doch manchmal genügt auch schon eine verhaltenstherapeutische Behandlung.

Ein agoraphobischer Mensch zum Beispiel erlebt jedesmal eine intensive Streßsituation, wenn er sich inmitten einer größeren Menschenmenge befindet. Das ist die klinische Definition von Agoraphobie. Den Ursprung dieser Phobie zu finden, erfordert mitunter lange Zeit, Monate oder gar Jahre, und es ist keineswegs sicher, daß der Betreffende mit Menschenansammlungen besser zurechtkommt, wenn er die traumatischen Wurzeln dieser Störung kennt. Denn leider befreit die «kalte» Erkenntnis den Patienten nicht immer von seinen Ängsten. Angesichts dieser Tatsache wäre es in manchen Fällen vielleicht eher angezeigt, einen praktischen Weg zu finden, damit der Patient sich angstfrei unter Menschen begeben kann.

Eines der wirkungsvollsten Antistreßmittel ist die *Vergebung*. Vergeben bedeutet, Vergangenes zu akzeptieren, das für den Streßzustand verantwortlich sein könnte.

Die Vergangenheit ist vorbei und läßt sich nicht mehr ändern. Aber wenn man sich selbst und seiner Umwelt vergibt, lassen sich die Konsequenzen vergangener Fehler grundlegend verändern, nämlich alle Streßbelastungen, die aus Wut, Angst, Groll oder Haß erwachsen. Die transformierende Kraft der Vergebung erlaubt es, die Erfahrungen des Lebens als Wegweiser in die Zukunft zu nutzen.

Heute gibt es eine ganze Reihe Therapien, die darauf abzielen, das Aggressionspotential des einzelnen freizusetzen. Das mag nützlich sein und zur Lockerung von Spannungen beitragen. Doch möchte ich betonen, daß das Ausdrücken von Kummer und Schmerz erst dann seine therapeutische Kraft entfalten kann, wenn es von Vergebung begleitet ist. Es liegt in der Hand des Therapeuten, den Patienten zur Entdekkung seiner entsprechenden Fähigkeit zu führen.

Vergeben heißt, seine eigenen Schwächen zu akzeptieren ebenso wie die der anderen, heißt, das zu akzeptieren, was ist, hier und heute.

Manche Menschen gefällt der religiöse Beigeschmack des Begriffs Vergebung nicht. Dann könnte man ihn vielleicht durch den des «Akzeptierens» ersetzen. Doch in der Idee der Vergebung verbirgt sich eine Kraft des Herzens und der Liebe, die durch kein anderes Wort besser ausgedrückt werden kann. Mögen jene, denen ein solches Wort unangenehm ist, mir vergeben!

Jetzt mag es auf den ersten Blick so aussehen, als seien wir ziemlich weit vom Thema Zähne abgekommen. Aber ist nicht für viele Menschen der Zahnarztbesuch eine Streßsituation par excellence? Wer Körper und Geist zu entspannen weiß, hat weit weniger Probleme damit als andere. Und von der Entspannung profitiert nicht nur der Patient, sondern auch der Arzt und folglich die Qualität der Behandlung.

Ich habe mehrmals Patienten erlebt, für die eine Zahnbehandlung so großen Streß bedeutet, daß sie schon vor Schmerzen zusammenzuckten, wenn nur ein mit Anästhetikum getränkter Wattebausch das Zahnfleisch berührte. Wenn alles im Patienten auf Schmerz eingestellt ist, dann leidet er auch.

Es wäre schön, wenn jeder schon möglichst früh im Leben eine Entspannungstechnik lernen würde. Denn sich entspannen zu können ist ganz wesentlich in einer Zeit, in der Beruf, Privatleben und natürlich der Sport vom Konkurrenzgeist geprägt sind. Deshalb machen manche Spitzensportler Yoga, Konzentrationsübungen oder Autogenes Training, um ihre Leistungen zu verbessern.

Meditation, Gebet und bewußt positives Denken verändern die Qualität unserer geistigen und körperlichen Funktionen. Dr. Carl O. Simonton erklärt die mitunter spektakulären Heilungen bestimmter Patienten damit, daß er ihnen bei der Entdeckung von «Zonen seelischer Spannung» und der Änderung ihrer Denk- und Verhaltensweisen geholfen habe.

Ein Denken, daß von mehr oder minder bewußtem Haß gegen andere überschattet wird, kann einer *Heilung* kaum zuträglich sein. So konnte Simonton immer wieder beobachten, wie bis dato als unheilbar eingestufte Krankheiten verschwanden, nachdem psychische Konflikte und Beziehungsschwierigkeiten gelöst waren. Außerdem setzte er Visualisierungsmethoden ein, mit denen der Patient selbst auf die Zellen seines Körpers Einfluß nehmen kann.

Der deutsche Neurologe Hamer hat sich in jahrelanger Forschungsarbeit bemüht, die Beziehungen zwischen seelischen Spannungen, emotionalen Konflikten und Krebs nachzuweisen. Es gelang ihm, mit Hilfe eines Scanners Hirnbereiche zu lokalisieren, die in direktem Zusammenhang mit einem bestimmten Krebstypus und einer recht genau abgrenzbaren Art von emotionalem Konflikt standen. Sobald der Konflikt gelöst ist, läßt sich mit Hilfe des Scanners beobachten, wie sich der betroffene Gehirnbereich normalisiert, und der Krebs heilt ab. Trotz aller modernen technischen Mittel, die Hamer zur Verfügung stehen, bleibt für ihn der Dialog mit dem Patienten ein ganz entscheidendes Werkzeug der Heilung.

Nach den Beobachtungen von Simonton und Hamer gehen Heilungs- und Regenerationsprozesse also mit Veränderungen im Denken einher. Das dürfte auch für Zahnkaries gelten, diese – ich wiederhole – weltweit verbreitetste degenerative Krankheit. Aber es kommt sehr, sehr selten vor, daß jemand beschließt, sein Denken zu ändern, weil er Zahnschmerzen hat. Und niemand wundert sich darüber, daß das so ist.

Anscheinend muß man daraus schließen, daß der Mensch manchmal erst schweres Leid erfahren muß, bevor er die Kraft findet, negative Denkweisen aufzugeben. Wer jedoch den Zusammenhang zwischen Karies und Demineralisierung begreift, für den ist es an der Zeit, die Verantwortung für den eigenen Körper zu übernehmen und vom Arzt weitergehende Informationen darüber zu verlangen, wie man seine Zähne gesund erhält.

Die Thymusdrüse

Der amerikanische Psychologe Dr. John Diamond, einer der Pioniere des Muskeltestens, hat entdeckt, daß sich der Dialog mit dem Körper hervorragend über den Thymuspunkt führen läßt. Der Thymus ist eine Drüse, die hinter dem oberen Ende des Brustbeins liegt. Sie ist von großer Bedeutung für das Wachstum des Menschen. Früher nahm man an, die Thymusdrüse sei nach Abschluß des Wachstums zu nichts mehr nutze. Tatsächlich entwickelt sich diese bei Kindern noch relativ große Drüse nach der Adoleszenz zurück. Mittlerweile aber hat die Krebsforschung gezeigt, daß der Thymus sehr wichtig für das Funktionieren des Immunsystems ist. Die Zellen der Thymusdrüse spielen sogar eine ausschlaggebende Rolle bei der Antwort des Körpers auf Infektionen und beim Kampf des Organismus gegen die Vermehrung von Krebszellen.

Der Thymus hat auch beim Erwachsenen noch die Funktion einer endokrinen Drüse. Er setzt Zellen frei, die in den Mechanismus des Immunsystems eingreifen, die sogenannten T-Lymphozyten. Diese Zellen können in unserem Organismus vorhandene abnorme Zellen identifizieren und ihre Zerstörung einleiten. Damit dürfte die Bedeutung dieser Drüse für jeden Menschen, ob jung oder alt, klar sein. Sobald sich eine Infektion entwickelt oder abnorme Zellen sich im Körper ausbreiten, organisiert die Thymusdrüse die Immunabwehr.

Hans Selye, der «Vater» der Streßtheorie – oder vielmehr der kanadische Wissenschaftler, der den Begriff Streß erfunden hat –, beobachtete, daß das Volumen der Thymusdrüse bei Menschen, die wiederholtem Streß ausgesetzt sind oder unter einer schweren Krankheit leiden, wesentlich zurückgeht.

Nach jahrelangen Studien zum Thema Streß wies Selye folgendes Phänomen nach: In einer Streßsituation senden erst der Hypothalamus und dann die Hypophyse Störbotschaften an die endokrinen Drüsen (davon war bereits die Rede). Als eine der ersten Drüsen ist der Thymus von den Auswirkungen des Streß betroffen. Es kommt dann zu einer Verminderung, wenn nicht gar zur Einstellung der Produktion von T-Lymphozyten, was zu größerer Anfälligkeit für degenerative Erkrankungen und verminderter Widerstandskraft gegen Infektionen führt.

Diamond beschreibt sechs Faktoren, die die Thymusfunktion beeinträchtigen können: Körperhaltung, Ernährung, Umwelt, soziales Umfeld, Streß und emotionale Einstellungen. Mit den von Diamond entwickelten kinesiologischen Tests, die ich in Kapitel 5 beschrieben habe, läßt sich feststellen, ob der Thymus stark oder schwach ist. Damit hat man präzise Informationen über die Leistungsfähigkeit des Immunsystems in der Hand.

Um den Einfluß unserer Gedanken und unserer emotionalen Verfassung auf unsere Gesundheit, insbesondere aber auf den Zustand der Immunabwehr, besser zu begreifen, ließ Diamond gesunde Versuchspersonen an ein Bild oder eine Situation denken, die ihnen unangenehm war (nachdem er zunächst per Muskeltest überprüft hatte, daß ihr Thymus stark war).

Der Test funktioniert zum Beispiel sehr gut, wenn man sich vorstellt, wie man sich über einen Strafzettel an der Windschutzscheibe des Autos ärgert – der von einer negativen Emotion ausgelöste Streß schwächt fast unmittelbar die Thymusdrüse ... und die Immunabwehr.

Wenn man sich hingegen ein paar Augenblicke lang entspannt und an etwas Positives denkt, wird der Thymus gestärkt. Sehr gut geeignet, um die Kraft des Thymus zu prüfen, ist laut Diamond auch die Geste der zum Willkommen ausgebreiteten Arme, vergleichbar den Armen der Mutter, die ihr Kind begrüßt. Diese Geste, die natürlicherweise von liebevollen Gedanken begleitet wird, verleiht den Muskeln eine ausgezeichnete Widerstandskraft, was auf ein optimales Funktionieren von Thymus und Immunsystem hindeutet.

Man kann nicht umhin festzustellen, wie die Theorien von Selye über den Streß und seine zahlreichen Auswirkungen auf den menschlichen Körper, von Diamonds Muskeltest-Experimenten bestätigt und ergänzt werden. Die Arbeit an tiefsitzenden Einstellungen und Denkweisen hat, das wird deutlich, am meisten Transformationskraft, wenn es um die Bewältigung der Krankheiten und funktionellen Störungen geht, die sich aus unserem heutigen Lebensstil ergeben.

Dr. Raymond Abrezol erwähnt in seinen Werken und in seinen Seminaren für Medizinstudenten, Ärzte und Krankenpfleger über Sophrologie die folgenden Antistreßmaßnahmen: den Augenblick voll erleben, sich die Zukunft positiv vorstellen, der Liebe Raum geben. Über den Umweg neuer wissenschaftlicher Erkenntnisse scheint sich heute die Liebe wieder als das Allheilmittel zu erweisen, das sie schon immer gewesen ist und wohl auch immer bleiben wird.

Seit der Amerikaner Norman Cousins sich von einer schweren Krankheit selbst heilte, indem er jeden Tag komische Filme ansah oder lustige Geschichten las, haben zunächst in den USA und jetzt auch in Frankreich Forscherteams begonnen, die Wirkung des Lachens auf unsere Gesundheit näher zu untersuchen, insbesondere auf funktionelle Störungen und schwere Krankheiten. Mittlerweile haben sich regelrechte Lachclubs zusammengefunden, in denen Menschen sich treffen, um gute Laune zu kriegen und um die zahlreichen Auswirkungen des Lachens besser kennenzulernen. Manche Lachexperten behaupten schon, daß ein paar Minuten Lachen den gleichen Effekt haben, wie dreißig Minuten Entspannungsübungen.

Damit öffnet sich der Horizont von der Kariesvorbeugung zu einer Konzeption des menschlichen Wesens in seiner Totalität: Körper, Verstand, Energie und Geist. Was nicht heißt, daß man nun übereilt schließen sollte, «alles spiele sich nur im Kopf ab» und man könne die Bedeutung von Ernährung und insbesondere Zuckerkonsum für Zahngesundheit von Kindern vernachlässigen. Im übrigen sind sich alle Streßspezialisten darin einig, daß raffinierter Zucker zu den Streßfaktoren des modernen Lebens gehört.

Wie aber soll man es andererseits verstehen, daß bei den von Dr. Béguin beobachteten Kindern von La Chaux-de-Fonds vollwertiger Rohrzucker ganz allein genügte, um Zahnkaries zu stoppen?

Süßes gehört zum Leben

Diese Frage läßt sich am ehesten beantworten, wenn man bedenkt, daß Vollrohrzucker nicht nur reich an Mineralsalzen und insofern einer korrekten Mineralisierung zuträglich ist, sondern auch den Vorteil hat, daß man den Kindern nicht die Süßigkeiten und die Freude am süßen Geschmack verbieten muß.

Wenn man Kindern Zucker, Bonbons und Kuchen verbietet, kann es zu verschiedenen Problemen, vor allem aber Autoritätsproblemen mit den Eltern kommen. Das Verbot führt oft zu Frustrationsgefühlen, um so mehr, als es in unserer Gesellschaft zur Zeit von Süßigkeiten nur so wimmelt. Ein Kind, das heute in der Stadt aufwächst, wird ständig von zahllosen süßen Reizen in den Schaufenstern und Geschäften verlockt, von Fernseh- und Zeitschriftenwerbung ganz zu schweigen. Ein kleines Kind, das keinen Zucker essen darf, sieht Tag für Tag, wie seine Schulkameraden allerlei Verführerisches schlecken, während es selbst von seinen Eltern ständig hört, Zucker sei schädlich, obwohl er ihm doch so gut schmeckt.

Als Folge des Verbots tritt häufig eine übertriebene Gier nach dem Verbotenen auf. Zum Gefühl der Frustration gesellen sich mit der Zeit häufig auch noch Schuldgefühle. Gar nicht reden will ich hier von Eltern, die zwar selbst raffinierten Zucker essen, ihn aber ihren Kindern verbieten ...

Dr. Béguin sagte mir in einem persönlichen Gespräch, daß er eine sehr positive Persönlichkeitsentwicklung bei Kindern beobachten konnte, die Süßigkeiten und Kuchen essen durften, die mit vollwertigem Zucker hergestellt waren.

Wer seinem Kind Süßigkeiten erlaubt, gesteht ihm das Recht auf Freude und Genuß zu. Das Kind hat nicht das Gefühl, ganz «anders» zu sein als seine Kameraden. Wenn die Eltern sich die Zeit nehmen, dem Kind den Unterschied zwischen Vollwert-Süßigkeiten und denen aus dem Supermarkt zu erklären, wird es vieles einsehen und dafür gern ein paar Schwierigkeiten in Kauf nehmen.

Falls es in Ihrer Nähe keine vollwertigen Süßigkeiten und Desserts zu kaufen gibt, können Sie selbst vollwertiges Gebäck herstellen. Außerdem kann man Kuchen und andere Süßspeisen statt mit Vollrohrzucker auch mit Honig, Rosinen, Datteln oder anderen Früchten süßen.

Ein so ernährtes Kind, das weiß, weshalb man bei ihm zu Hause selbstgemachte Lebensmittel vorzieht, läuft keine Gefahr, frustriert und schuldbewußt herumzulaufen, sich am Ende gar selbst die Schuld an seinem Verlangen zu geben. Mit anderen Worten: Es bedeutet nicht jedesmal eine Streßsituation für das Kind, wenn ihm seine Eltern im Geschäft nichts Süßes kaufen wollen.

Wahrscheinlich gibt es noch einen anderen Grund für den erstaunlichen Erfolg von Dr. Béguin. Dieser Kinderarzt ist nämlich ein Vorbild an Sanftheit und Gelassenheit. Seine Geduld und die uneigennützige Art, in der er seine Forschungen betrieb, haben ihn ein offenes Ohr bei den Müttern seiner kleinen Patienten finden lassen. Schließlich waren sie es, die beschlossen, jahrelange Mühen auf sich zu nehmen, um ihre Kinder gut zu ernähren und ihre Zähne gesund zu erhalten. Mit einem Wort: Sie hatten *Vertrauen* in die Ratschläge ihres Kinderarztes.

Einerseits gaben sie ihren Kindern vollwertige und mineralreiche Nahrungsmittel, wie sie dem Gleichgewicht der Natur entsprechen, andererseits wachten sie mit liebevollem Auge über die Zahngesundheit ihrer Kinder. Das Vertrauen und das Durchhaltevermögen der Mütter von La Chaux-de-Fonds waren zweifellos sehr wichtig für den Erfolg der Studien von Dr. Béguin.

Die Zeit, die Dr. Béguin sich nahm, um die Mütter gründlich zu informieren, war ebenso wichtig für die Zahngesundheit der Kinder von La Chaux-de-Fonds wie die Qualität der Nahrungsmittel. Damit soll der Wert der Statistiken des Kinderarztes nicht geschmälert, sondern zusätzlich der menschliche Faktor gewürdigt werden, der ganz und gar ihm zu verdanken ist.

10 Die Befreiung vom Industriezucker

In diesem Kapitel geht es um die Veränderung der Ernährungsgewohnheiten. Es richtet sich an drei Lesergruppen: Zunächst einmal an jene, die sich schon jetzt mit Vollkornprodukten und vollwertigem Zucker ernähren bzw. an diejenigen, die meinen, sofort auf nichtraffinierte Lebensmittel umsteigen zu können, ähnlich wie manche Raucher, denen es gelingt, von einem Tag auf den anderen ohne die geringsten Schwierigkeiten ihrem Laster abzuschwören.

Für diese Gruppe ist die Lektüre dieses Kapitels allerdings nicht unbedingt erforderlich, denn es gibt vor allem nützliche Hinweise zur *schrittweisen* Veränderung der Ernährung sowie zur Bewältigung der dabei eventuell auftauchenden Probleme.

In die zweite Gruppe gehören die Menschen, die zwar motiviert sind, ihre Ernährung zu ändern, jedoch mehr wissen möchten über die mit ihren «süßen Gewohnheiten» verbundenen emotionalen Implikationen, um auf diese Weise leichter von ihrem Verlangen nach raffiniertem Zucker loszukommen.

Die dritte Gruppe besteht aus denjenigen, die schon mal versucht haben, auf raffinierten Zucker zu verzichten, und sich von den Schwierigkeiten überfordert fühlten, die sich daraus im Gefühlshaushalt und im zwischenmenschlichen Bereich ergaben.

Der erste Schritt

Der erste Schritt zur Harmonisierung der Ernährungsgewohnheiten ist einfach. Man öffnet den Vorratsschrank, sortiert alle raffinierten Lebensmittel aus und ersetzt sie durch vollwertige und naturbelassene: Zucker, Getreide, Brot, Öle und Salz. Sich mit diesen Erzeugnissen zu versorgen ist heutzutage nicht so schwer, denn die Zahl der Naturkostläden und Reformhäuser hat sich in den letzten zehn, zwölf Jahren vervielfacht, und auch einige Supermärkte bieten mittlerweile solche Produkte an. Obwohl der Preis für diese Nahrungsmittel höher liegt als der für raffinierte Lebensmittel, lohnt sich die Ausgabe. Schließlich investiert man damit in die Gesundheit der ganzen Familie und reduziert auf längere Sicht die Kosten für medizinische und zahnmedizinische Behandlung.

Jetzt hat man also eine gewisse Auswahl an Grundnahrungsmitteln im Schrank, aus denen man das Essen zubereiten kann. Auf den ersten Blick nichts leichter als das. In der Realität aber kann bei Verwendung vollwertiger Produkte der Geschmack gewisser Gerichte für einzelne Familienmitglieder oder gar die ganze Familie neu und ungewohnt sein.

Im allgemeinen schmecken vollwertige Nahrungsmittel gehaltvoller als raffinierte. Dennoch kann eine Familie, die seit Jahren Weißbrot, Butter und Marmelade zum Frühstück ißt, Anpassungsschwierigkeiten haben, wenn es morgens plötzlich Vollkornbrot und Crème Budwig gibt. Umgekehrt findet man, wenn man Vollkornbrot gewöhnt ist, in der Regel Weißbrot geschmacklos, langweilig oder «leer».

Die Autoren von Diätratgebern empfehlen zum Teil, alle im Vorratsschrank entdeckten raffinierten Produkte unerbittlich auszusortieren und nie wieder zu kaufen. Vor allem, wenn man Kinder hat, ist das wohl die beste Lösung. Denn wenn sie von frühester Jugend an vollwertig ernährt werden, erwerben sie gar nicht erst schädliche Ernährungsgewohnheiten.

Zucker und Streß

Für einen Erwachsenen mag der Entschluß, auf ein bestimmtes Nahrungsmittel zu verzichten, anfangs problemlos zu verwirklichen sein, nach einiger Zeit aber kann sich dennoch ein Streßzustand entwickeln, und eine rigide, sektiererische Einstellung zur Ernährung macht dann alle durch vollwertige Nahrungszusammensetzung gewonnenen Vorteile wieder zunichte. Wer diese paradoxe Konsequenz vermeiden will, sollte sich selbst sehr gut prüfen, um die Ernährungsumstellung so zu gestalten, daß der Organismus nicht durcheinander gerät.

Im dritten Kapitel haben wir gesehen, wie sehr der süße Geschmack in fundamentalen Bedürfnissen der frühesten Kindheit wurzelt. Für manche hat der Verzehr von Süßigkeiten keinen besonderen Reiz, anderen aber dient er als täglicher Ausgleich bei nervöser Anspannung und im Falle von Trauer, Angst oder Wut.

Genau wie sich Raucher eine Zigarette anzünden, um während eines Gesprächs aufkommende Spannungen zu überspielen, so benutzen andere, ohne es zu wissen, den Zucker, um sich zu beruhigen oder aufsteigende Ängste zu unterdrücken, wobei sie unbewußt die Geborgenheit und die Genüsse der frühen Kindheit suchen.

In solchen Fällen ist leicht vorstellbar, daß der brutale, vollständige Zuckerentzug einen Streßzustand auslösen kann, der mehr schadet als nützt.

In diesem Zusammenhang wurde vor einiger Zeit ein aufschlußreicher Tierversuch durchgeführt. Man setzte zwei Gruppen von Tieren in identische Käfige und bot ihnen als einzige Nahrung gezuckerte Milch an. Bei der ersten Gruppe, die unter normalen Bedingungen lebte, hatten sich nach ein paar Wochen keine besonderen pathologischen Symptome entwickelt.

Die andere Versuchtstiergruppe wurde jedoch regelmäßig bestimmten Streßauslösern ausgesetzt. Nach ein paar Tagen stürzten sich die Tiere, jedesmal wenn der Streß einsetzte, auf ihre Trinkschalen mit gezuckerter Milch und verschluckten gierig weitaus mehr als normal davon. Sie wurden rasch schwächer und zeigten nach acht bis zehn Tagen Krankheitssymptome. Sie hatten den Streß durch Aufnahme übertriebener Nahrungsmengen kompensiert – des einzigen Beruhigungsmittels, das ihnen zur Verfügung stand.

Auch bei Haustieren wie Hunden oder Katzen kann man oft beobachten, daß sie sich gierig auf ihren Napf stürzen, wenn sie getadelt wurden.

Ich möchte damit nicht behaupten, der Verzehr von Süßigkeiten habe grundsätzlich eine Kompensationsfunktion für psychische und emotionale Probleme. Schließlich gehören Süßspeisen auch zu Festen und Geselligkeiten, sie stehen für Gastfreundschaft und Miteinanderteilen, und man muß sie nicht um jeden Preis mit dunklen und unbewußten Triebkräften in Verbindung bringen.

Doch fest steht: Wenn es darum geht, die alltäglichen Ernährungsgewohnheiten wieder ins Lot zu bringen, kann sich der unbewußte Reiz des süßen Geschmacks einmischen und dem angestrebten Ziel entgegenstellen. Das sollte man wissen und berücksichtigen.

Theoretisch ist das Verdikt «Weißer Zucker ist streng verboten» schön und gut. Wenn es aber um die alltäglichen Anstrengungen geht, den Anteil der raffinierten Nahrungsmittel nach und nach zu reduzieren, sollte man nicht zu hart mit sich selbst sein und je nach persönlichen Bedürfnissen Kompromisse eingehen, mit denen sich leben läßt. Der Yogaspruch «Sich mühen ohne Mühe» paßt auch hier genau.

Der Weg zum Verzicht auf Industriezucker und andere raffinierte Produkte verlangt mitunter Phasen verstärkter Anstrengung. Denn hier müssen regelrechte Teufelskreise durchbrochen werden. Wer gewohnheitsmäßig raffinierten Zucker zu sich nimmt und immer, wenn er Beklemmungen und Ängste (also Streßfaktoren) kompensieren will, dem Organismus weitere Stressoren zuführt, der läuft Gefahr, eine Spirale ohne Ende in Gang zu setzen, die in eine extreme Erschöpfung des Organismus mündet. Der eine Streßfaktor muß herhalten, um den anderen zu lindern, und führt doch nur zu neuem Streß.

Streßforscher beschreiben mehrere solcher Teufelskreise, die zu einer ganzen Reihe psychischer und organischer Beschwerden führen können. Auf Seite 160 finden Sie ein von einem Selye-Schüler aus Montreal entwickeltes Schema der Streßmechanismen. Es handelt sich um mentale Funktionen und innere Schaltkreise, die bei zahlreichen Krankheiten eine Rolle spielen.

Bei Betrachtung dieses Schemas stellen sich mehrere Fragen. Die erste lautet: Wie entgehe ich dem Streß oder, besser gesagt: Wie reagiere ich auf Streßfaktoren? Wenn ein Tier angegriffen wird, kommt es nach einem Augenblick der Angst zu einer Flucht- oder Kampfreaktion. Mit diesen nach außen gerichteten Reaktionen kann das Tier die gestaute Aggressivität entladen.

Genauso reagiert der Mensch. Nur kann sich ein Angestellter nicht erlauben, zum Beispiel seinen Chef physisch oder verbal anzugehen, wenn dieser ihn beleidigt. Die Reaktion wird blokkiert und verwandelt sich in innere Spannung, besonders wenn es regelmäßig zu solchen Konfrontationen kommt. Bisher hängen nur die Japaner in den Fabriken Bilder des Chefs auf, damit die Arbeiter so ihre Aggressionen «von Angesicht zu Angesicht» loswerden können.

Wenn eine Aggression blockiert wird und sich nicht in Form von Flucht oder Kampf äußern kann, entstehen körperliche Beschwerden oder innere Beklemmungen. Die von den Beklemmungsgefühlen hervorgerufenen Schuldgefühle führen dann (wenn man diesem Schema folgt) zu einem Zustand infantiler Regression, welche sich mal durch körperliche Symptome, mal durch Unterlegenheitsgefühle und schließlich durch totale Verzweiflung manifestiert, die dann wieder durch aggressive Gefühle kompensiert wird. Womit der Kreis geschlossen wäre.

Der vom Streß ausgelöste Teufelskreis

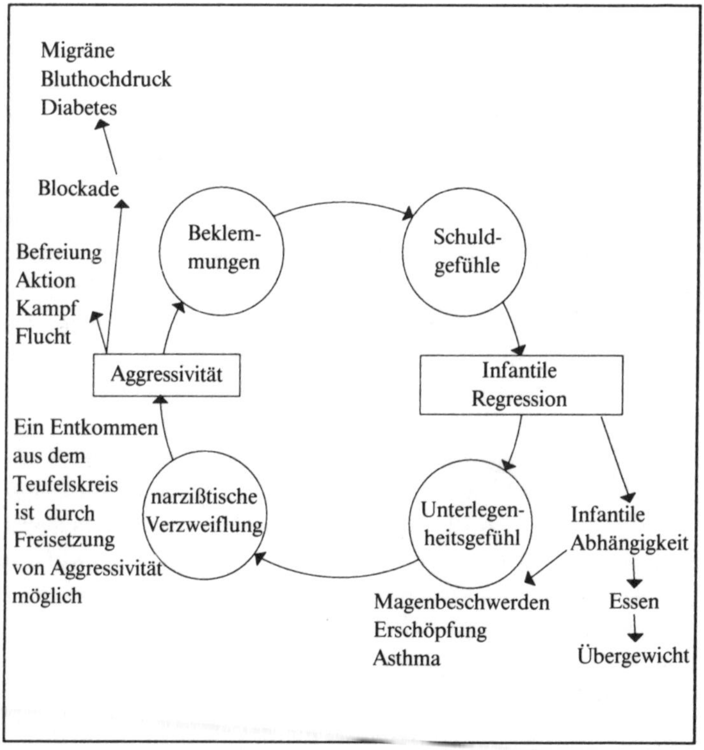

Wenn die infantile Regression sich körperlich äußert, zeigt sie sich in Form von Magenbeschwerden oder zwanghaftem (kompensatorischem) Essen. Im Bedürfnis zu essen drückt sich also die Suche nach Liebe über die Nahrung aus. In manchen Fällen führt das zu Übergewicht.

Während der Pubertät greifen Jugendliche häufig zu Süßigkeiten, um Streß zu dämpfen und die Geborgenheit der frühen Kindheit wiederzufinden. Vielfach werden so auch sexuelle Wünsche kompensiert, die sich noch nicht harmonisch ins Alltagsleben integrieren lassen.

Die orale Phase

Zu einem Zeitpunkt, da das Kind nach Autonomie des Denkens und mehr Unabhängigkeit strebt, hört es nicht unbedingt auf die Ratschläge von Eltern (oder Zahnärzten), wenn die es auffordern, auf Süßigkeiten zu verzichten oder seine Ernährungsgewohnheiten zu ändern. Und doch braucht der Mensch in der Periode des stärksten Wachstums Nahrung von ausgezeichneter Qualität. Kein leichtes Unterfangen in der Ära der künstlich gesüßten Limos und Cola-Getränke. Und gerade bei Kindern ist das Kariesrisiko besonders groß.

Das heutzutage verstärkte Auftreten von durch Geschlechtsverkehr übertragbaren Krankheiten (besonders AIDS), kann Angst auslösen und eine Verlagerung der Bedürfnisse auf orale Befriedigung begünstigen, insbesondere auf die Freuden des Zuckers. Verblüfft liest man Umfragen, in denen Erwachsene angeben, eine gute Mahlzeit sei ihnen lieber als eine sexuelle Beziehung. Ein unbefriedigendes Geschlechtsleben zieht bei manchen Menschen ein Ausweichen auf orale Freuden nach sich. Die Suche nach Befriedigung, nach intensiven Empfindungen konzentriert sich auf Nahrung und Süßigkeiten.

Die von Freud beschriebene orale Phase steht für das Kleinkindalter, in dem orale Freuden im Vordergrund stehen. Diese

Phase ist charakterisiert durch das Stillen und den engen Kontakt zum Körper der Mutter, der für das Kind ebenso angenehm ist wie für die Mutter.

Die französische Psychoanalytikerin Françoise Dolto beschreibt in ihren Werken die «orale Kastration», die die Mutter dem Kind durch das Abstillen zufügt. Die Auflösung des physischen Kontakts zwischen Mutter und Kind führt zum Bruch einer privilegierten Beziehung. Gleichzeitig entwickelt sich in dieser Periode eine umfassendere Kommunikation zwischen Mutter und Kind, die eben nicht auf das Stillen beschränkt ist. Vor allem aber beginnt die Kommunikation des Kindes mit der Außenwelt.

In dieser Phase kommen die ersten Zähne, und die Mutter erlebt voller Freude, wie ihr Kind beginnt, mit ihr und anderen zu sprechen. Für das Kind ist diese – notwendige – orale Kastration also die Basis für einen neuen Gleichgewichtszustand.

Wenn das Abstillen positiv erlebt wird, legt es die Basis für eine befriedigende Anpassung des Kindes an das soziale Leben und für eine gute Ausdrucksfähigkeit. Eine Mutter, die während des Stillens auch mit dem Kind spricht, anstatt es nur mit Küssen und Streicheleinheiten zu überschütten, schafft so hervorragende Voraussetzungen für das Abstillen.

Wird die Beziehung zwischen Mutter und Kind während des Abstillens gestört, so kann es beim Jugendlichen und beim Erwachsenen zu einem Rückzugsverhalten als Reaktion auf Streß kommen, begleitet von der Suche nach Liebe und Wohlbefinden über die Nahrung.

Dieser kleine Exkurs in die Psychologie wirft ein neues Licht auf das Unterfangen, sich von den süßen Gewohnheiten zu befreien. Wenn die in dieser Hinsicht unternommenen Anstrengungen starke Spannungen und somit Streß erzeugen, muß man das Feld der Untersuchung erweitern. Es geht dann nicht mehr nur um raffinierte oder vollwertige, «schlechte» oder «gute» Nahrung, sondern auch um die Zusammenhänge der Ernährungsgewohnheiten mit psychischen und emotionalen Faktoren.

Mißlingt der Versuch der Ernährungsumstellung aufgrund starker innerer Spannungen, kann die Hilfe eines Psychotherapeuten von Nutzen sein, um diese Spannungen aufzulösen.

Viel leichter als der totale Zuckerverzicht, den manche Autoren befürworten, ist es, nur den raffinierten Zucker durch vollwertigen Zucker zu ersetzen. Mit vollwertigem Zukker kann man einen befriedigenden Kompromiß finden, der für gute gesundheitliche Voraussetzungen sorgt und Raum läßt, die Ernährungsgewohnheiten Schritt für Schritt zu ändern.

In den letzten Jahren sind zahlreiche Bücher über Psychologie und menschliche Beziehungen erschienen, die dem Leser erlauben, selbst seine inneren Spannungen zu erkennen und die Hindernisse abzubauen, die sich ihm auf dem Weg der Transformation entgegenstellen. In den meisten Fällen zielt die in diesen Büchern empfohlene «Arbeit» auf eine bessere Kommunikation mit den Mitmenschen und auf eine größere Toleranz sich selbst gegenüber. Auch helfen sie dem Leser, sich aus seinen Selbst-Fixierungen zu befreien. Zu empfehlen ist zum Beispiel in diesem Zusammenhang das Buch von Jon Kabat-Zinn, *«Gesund und streßfrei durch Meditation».*

Die «Entwöhnung» des Hypoglykämikers

Besonders schwer fällt die Entwöhnung von Süßem Hypoglykämikern, die (wie weiter oben dargestellt) unter abrupten Schwankungen des Blutzuckerspiegels leiden. Hypoglykämie fördert den raschen Wechsel zwischen Erregungszuständen und Phasen der Niedergeschlagenheit. Letztere wird dann im allgemeinen durch Süßigkeitenkonsum kompensiert. Ein weiterer Teufelskreis. In diesem Fall ist das Umsteigen auf Vollwertzucker nicht die ideale Lösung, denn der Teufelskreis wird damit nicht durchbrochen, obwohl dieser Zucker natürlich schon besser ist als Industriezucker.

Ohne therapeutische Hilfe kann man sich in der Regel von dieser Krankheit, die mit einer starken Zuckerabhängigkeit verbunden ist, nicht befreien. Die Heilung erfordert langfristige Bemühungen und das zeitweilige Absetzen jeden Zuckers außer frischen Früchten. Außerdem können Heilverfahren wie Akupunktur, Chiropraktik und Osteopathie die Prozedur abkürzen, indem sie für körperliches und energetisches Gleichgewicht sorgen.

Auch körperliche Betätigung ist unentbehrlich für die Befreiung von der Hypoglykämie. Sie trägt zur Erhöhung des allgemeinen Vitalitätsniveaus bei, mildert die Auswirkungen von Streß und fördert die aktive Regulierung des Blutzuckerspiegels.

Magnesium in Form von Magnesiumchlorid oder auch anderen Verbindungen kann einen Beitrag zur Therapie leisten. Eine Magnesiumkur sollte mindestens zehn Tage dauern.

Ginseng, das altbekannte Medikament der Chinesen, trägt wesentlich zur Regulierung der Hypoglykämie und zur Stimulation der natürlichen Abwehrkräfte bei. Dieses Mittel ist wertvoll bei Erschöpfungszuständen aller Art und bei den körperlichen und seelischen Konsequenzen von Streß.

Seit mehreren Jahrzehnten bereits warnen zahlreiche Ernährungswissenschaftler vor den schädlichen Auswirkungen raffinierten Zuckers auf den allgemeinen Gesundheitszustand und die Gesundheit der Zähne. Schon viele Menschen haben nach der Lektüre eines Diätratgebers ihre Ernährungsgewohnheiten problemlos umgestellt. Bei anderen kommt es, allen positiven Ansätzen zum Trotz, immer wieder zu Mißerfolgen – besonders wenn sie sich vor allem auf ihre Willenskraft verlassen.

Schuldbewußtsein und Frustration

Wenn man Nahrungsmittel von starker symbolischer Bedeutung abrupt absetzt, gerät man leicht in eine verfahrene Lage. Wenn man sich selbst oder – noch schlimmer – anderen den Zuckerkonsum untersagt, öffnet man Frustrations- und Schuldgefühlen Tür und Tor. Die Frustration entsteht, weil das tiefsitzende Bedürfnis nicht erfüllt wird, und Schuldgefühle, weil dieses Bedürfnis so stark ist, daß man schließlich «der Versuchung nicht widerstehen kann» und sich damit einer weiteren Verfehlung schuldig macht, und sei es auch nur die, daß man die innerlich eingegangenen Verpflichtungen nicht eingehalten hat.

Shakti Gawain spricht in diesem Zusammenhang vom inneren Tyrannen und vom inneren Rebellen: Der Tyrann steht für den Teil des Selbst, der beschließt oder erzwingt, daß man das angebotene Stück Kuchen nicht annimmt. Der innere Rebell ist die logische Antwort auf den Tyrannen; seine Reaktion besteht darin, daß er anstatt eines Stück Kuchens gleich zwei ißt. Und so geht der Kampf weiter. Der innere Dialog und das ständige Schwanken zwischen «Tyrann» und «Rebell» kann lange dauern und trägt nicht gerade zu der inneren Ruhe bei, die man braucht, um zu einer harmonischen Ernährung zurückzufinden.

Wenn ein Mensch in diesen inneren Mechanismen gefangen ist und gleichzeitig ein streßerfülltes Leben führt, werden ihm Diätratschläge schwerlich helfen können. Diätvorschriften tragen nur zu seiner Not bei und verstärken die inneren Konflikte, die Frustrations- und Schuldgefühle.

In den USA empfehlen auf die Therapie von Übergewicht spezialisierte Therapeuten ihren Klienten nach einigen Behandlungsterminen nicht selten, sämtliche Diätpläne zu ignorieren und sich alles Leckere zu genehmigen, auf das sie Lust haben. Manche Übergewichtige nehmen auf diese Weise wirklich ab, obwohl oder weil sie alles essen, was sie wollen: Eis, Pommes frites und Süßigkeiten.

Bei diesen Patienten stören die von Frustration, Schuldgefühlen und übertriebener Rigidität gegenüber sich selbst erzeugten psychischen und emotionalen Spannungen den Organismus mehr als Zucker und Fett. Die beste Therapie für sie besteht darin, weniger streng mit sich selbst zu sein und ihrem Körper mit Sanftheit und Liebe anstatt mit ewiger Kritik zu begegnen.

Sobald ein Mensch seine negative Einstellung zum eigenen Körper aufgibt, harmonisieren sich bestimmte Funktionen in seinem Organismus, und es können wesentliche Veränderungen oder Heilungsprozesse stattfinden. Die Auflösung von Spannungen fördert die Verdauung und Assimilation von Nährstoffen sowie die richtige Ausscheidung von Giftstoffen – und läßt die Pfunde purzeln, obwohl man sich eigentlich falsch ernährt. Später, wenn die inneren Spannungen erst gelockert sind, die Psyche also wieder einigermaßen im Lot ist, können Diätpläne allerdings durchaus sinnvoll sein, weil sie jetzt positiv erlebt werden.

Diese Beispiele zeigen einerseits die Komplexität des Organismus, zum anderen die engen Beziehungen zwischen Nahrung, Körper und Denken. Außerdem weisen sie darauf hin, daß man in Diät- und Gesundheitsfragen nie zu dogmatisch sein sollte.

In der Diätetik gibt es kein absolutes Gesetz, weder im Hinblick auf Quantität noch im Hinblick auf Qualität oder Zusammenstellung von Nahrungsmitteln. Ein auf Diätfragen spezialisierter Arzt mag nach jahrelangen Beobachtungen seine diätetischen Vorstellungen in allgemeine Aussagen fassen können, doch sie müssen immer noch auf jeden einzelnen persönlich abgestimmt werden, je nach Konstitution, Denkweise und kulinarischen Vorlieben.

Leistung ohne Zwang

Für eine harmonische Ernährungsumstellung müssen zwei Bedingungen erfüllt sein. Erstens sollte ein Mensch *keine Anstrengungen unternehmen, die seine gegenwärtigen Möglichkeiten übersteigen.* Wer täglichen Süßigkeitenkonsum gewohnt ist, wird es sehr schwer haben, von Stund' an ein ganzes Jahr lang auf jede Form von Zucker, also auch auf Vollwertzucker, Honig und Trockenfrüchte zu verzichten.

Die zweite Bedingung steht in enger Beziehung zur ersten: *Man sollte sich die Motivation für den einmal eingeschlagenen Weg bewahren, so daß man mit seiner Entscheidung gut leben kann.*

Sind diese beiden Bedingungen erfüllt, wird man mit den durch die Veränderung ausgelösten Spannungen richtig umgehen können und nicht in Streßzustände geraten, die, wie wir gesehen haben, das Ergebnis der Diät in Frage stellen könnten.

Ein Beispiel: Wenn man sich vornimmt, zwei oder drei Tage oder auch eine Woche lang überhaupt keinen Zucker und keine raffinierten Produkte zu essen, so läßt sich das relativ leicht einhalten. In dieser Zeit erhöhter Aufmerksamkeit kann man sich gleichzeitig die raffinierten Erzeugnisse abgewöhnen und spüren, ob es aufgrund der selbstauferlegten Pflicht zu inneren Spannungen kommt oder nicht.

Bei dieser Vorgehensweise handelt es sich um eine Art Yoga im Ernährungsbereich. Sie sollte unter der bereits zitierten Devise stehen «Sich mühen ohne Mühe».

Eine Möglichkeit besteht darin, sich, mit oder ohne therapeutische Hilfe, mit den inneren Spannungen zu befassen, die Nahrung zur Ersatzbefriedigung werden ließen – ohne zunächst die Ernährung umzustellen. Wo die Ursache für die Süßigkeiten-Exzesse in inneren Konflikten zu suchen ist, besteht die wesentliche Arbeit darin, sich von diesen Spannungen zu befreien. Dabei verschwindet das übertriebene Verlangen nach bestimmten Nahrungsmitteln meist von ganz allein, ohne daß man unter großer Willensanstrengung eine Diät einhalten müßte.

Auch hier sollte man sich hüten, den Menschen in zwei Hälften zu zerteilen, wobei auf der einen Seite die Materie, der Körper und die Nahrung stehen, auf der anderen das Seelische, die Emotionen und die innere Haltung. Denn im Grunde befinden sich Materie und Geist in einer ständigen Wechselbeziehung, und jedes Nahrungsmittel beeinflußt durch seine Zusammensetzung und durch seinen Geschmack gleichzeitig sowohl den Organismus wie die Qualitäten des menschlichen Körpers, also seine Energien.

Der Geschmack und die Gefühle

Der Geschmack eines Nahrungsmittels kann Erinnerungen wachrufen und so mitunter sehr intensive Gefühle evozieren. Der Dialog zwischen Essen und Emotionen, die Beobachtung, welches Gefühl regelmäßig beim Verzehr eines bestimmten Nahrungsmittels auftaucht, kann dazu beitragen, eine Diät besser zu verstehen und als weniger streng zu empfinden.

Meistens verbinden sich die bevorzugten Nahrungsmittel, also jene, die den größten Genuß bereiten, mit einer angenehmen Erinnerung. Manchmal ist die Erinnerung ganz bewußt: «Wenn ich diese Plätzchen esse, erinnert mich das an meine Heimat.» In anderen Fällen wirkt das Nahrungsmittel aufmunternd oder beruhigend, ohne daß eine bestimmte Erinnerung damit verbunden wäre. Es sind vor allem diese unbewußten Erinnerungen, die eine Veränderung der Ernährungsgewohnheiten erschweren.

Das Problem beim Einhalten von Diäten besteht also in einer Dissonanz zwischen theoretisch idealer Nahrungszusammensetzung und an unbewußte Wünsche gekoppelten Nahrungsbedürfnissen. Wenn man an die Diät zwanglos herangeht, ohne sofort ein Ergebnis zu erwarten, ermöglicht man es

Biogene Lebensmittel Gekeimtes Getreide	Schokoladenkekse (z. B.)
Bioaktive Lebensmittel Früchte, rohes Gemüse, Ölfrüchte	
Biostatische Lebensmittel Getreide Gekochtes Gemüse Käse, Fleisch, Eier, Milch, Fisch	
Biozide Lebensmittel Kaffee, Tabak, Alkohol, Zucker Industriell gefertigte Lebensmittel	
Was man nach den Erkenntnissen der Ernährungswissenschaft essen sollte.	Was ich essen würde, wenn es nur nach Lust und Laune ginge.

diesen unbewußten Wünschen, wieder ins Bewußtsein zu treten. Es geht darum, in sich hineinzuhorchen und schonend mit dem eigenen Körper, der Umgebung und der eigenen Familie umzugehen. Denn die mit Nahrung zusammenhängenden Erinnerungen sind zum großen Teil in den Eßgewohnheiten der Familie verankert.

«Sich mühen ohne Mühe» hieße in diesem Fall: sich vorzunehmen, während eines bestimmten Zeitraums genau auf das Essen zu achten, etwa indem man sich die kleine Arbeit macht, aufzuschreiben, welche Lebensmittel nach diätetischen Gesichtspunkten «ideal» wären und welche einem wegen ihres Geschmacks und dem daraus bezogenen Lustgewinn am liebsten sind.

Auf Seite 169 finden Sie eine zweispaltige Tabelle. In der ersten Spalte stehen die von der Genfer Fondation Soleil empfohlenen Nahrungsmittel, geordnet entsprechend ihrem Vitalitätspotential – eine gelungene Synthese verschiedener Diätschulen.

Das höchste Vitalitätspotential besitzen die «biogenen» Lebensmittel: gekeimtes Getreide, welches die Vitalprozesse des Organismus mit Macht anregt. Dann folgen die «bioaktiven» Nahrungsmittel: Obst, rohes Gemüse und Ölfrüchte. In der dritten Gruppe finden wir die «biostatischen» Lebensmittel, die die Vitalprozesse nur wenig anregen: Fisch, Milch, Ei und Fleisch. Und ganz unten in der Tabelle stehen die «bioziden» Nahrungsmittel, die der Lebenskraft des Körpers schaden und nur in Maßen verzehrt werden sollten.
Die zweite Spalte ist leer und wartet darauf, von Ihnen ausgefüllt zu werden. Hier geht es um die Lebensmittel, die Sie am liebsten mögen. Hier ist das «beste» Nahrungsmittel das, was Ihnen am meisten Befriedigung und Lust verschafft. Es sollte folglich ganz oben stehen. Darunter schreiben Sie die anderen Lebensmittel in absteigender Rangfolge, je nachdem, wie gern Sie sie mögen. Über dieser Spalte könnte die Überschrift stehen: «Was ich essen würde, wenn es nur nach Lust und Laune ginge.»

Im Idealfall stehen links und rechts dieselben Nahrungsmittel in derselben Reihenfolge. Dann gibt es keinerlei Spannungen zwischen Ideal und Realität und Essen kann als «Gesamtkunstwerk» erlebt werden, da Geschmack und energetische Qualität eins sind.

Komplizierter ist die Lage, wenn rechts vor allem Mousse au

Chocolat, Pommes frites und Eisbein mit Sauerkraut stehen! Man sollte sich klarmachen, daß der Versuch, eine Diät durchzuhalten, in diesem Fall wahrscheinlich nach einiger Zeit von Frustrationsgefühlen und starken Spannungen begleitet sein wird.

Natürlich sind die hier in der linken Spalte genannten Lebensmittel nur ein Basis-Vorschlag, und es steht jedem frei, sich nach den Anweisungen bestimmter Autoren zu richten. Doch dürfte es schwerlich einen Ernährungsratgeber geben, bei dem Mousse au Chocolat und Pommes frites zu den zentralen Empfehlungen gehören.

Ernährungsumstellung leichtgemacht

Wer sich indessen bemühen will, ohne deshalb gleich Zwang auf sich auszuüben, könnte zum Beispiel folgendermaßen vorgehen: Zunächst eine Zeitlang *Entschlossen die Empfehlungen auf der linken Seite der Tabelle befolgen* und es dann mit der rechten Seite versuchen.

Das mag Ihnen paradox oder gar unnütz erscheinen. Vielleicht meinen Sie, daß die während der Diät erzielten Erfolge durch die anschließenden Ausschweifungen in Sachen Zucker, Fett und Fleisch zunichte gemacht werden. Wird dadurch nicht alles nur noch verwirrender?

Nein, keineswegs. Vorausgesetzt, es sind zwei Bedingungen erfüllt:

1. Sie müssen sich im Zeitraum der Diät (und sei er auch noch so kurz) ständig das Ziel vor Augen halten, das Sie erreichen wollen.
2. Sie dürfen in der Zeit der «Schrankenlosigkeit», das, was Sie essen, nicht hinterfragen.

Durch die erste Bedingung verstärkt sich einerseits das Vitalitätspotential, andererseits ziehen Sie Befriedigung daraus, daß Sie Entschlossenheit gezeigt und es geschafft haben, eine Anstrengung zur Selbstreinigung in harmonischer Weise zu Ende zu bringen. Sie haben Gelegenheit, zu Ihrer Wahl zu stehen und «Nein» zu den Verlockungen der Außenwelt zu sagen. Außerdem können jetzt emotionale Spannungen an die Oberfläche kommen, zu deren Verarbeitung Sie möglicherweise psychotherapeutische Hilfe brauchen.

Wenn es gelingt, die zweite Bedingung vollkommen *ohne jeden Hintergedanken* zu erfüllen, befreit man sich von allen Mechanismen von Frustration und Schuldbewußtsein. Was immer die Verfechter strenger Diäten auch sagen mögen: Wenn jemand jahrelang nur Rohkost zu sich nimmt, während seine Familie und seine Freunde in traditionellen Spezialitäten der europäischen Küche schwelgen, wirkt das letzten Endes doch sehr trennend.

Durch das oben beschriebene Vorgehen wird der Diätadept von der Fixierung auf sich selbst befreit, die mitunter mit diätetischen Überzeugungen einhergeht. Jede rigide befolgte Diät birgt in sich die Gefahr, daß man schließlich nur noch «mit dem Kopf» ißt und bei jedem Gericht die Kalorien zählt oder seinen biogenen Wert und seine Yin/Yang-Eigenschaften berechnet. Bei meinem Vorschlag bleiben dem Essen die Dimension des Miteinanderteilens und die Qualitäten der Gastfreundschaft erhalten.

Wer diese Bedingungen erfüllt, schafft die Basis für eine ausgeglichene Diät und erleichtert sich das Fortschreiten zu einer gesünderen Ernährung. Gleichzeitig befreit er sich von den starren mentalen Schemata, die durch manche Diätrichtungen gefördert werden. Zahlreiche diätetische Mißerfolge ergeben sich aus der übertriebenen Unnachgiebigkeit der zugrundeliegenden Theorien, die daherkommen, als seien sie im Alleinbesitz der Wahrheit.

Wenn man flexibel bleibt, entwickelt man mit der Zeit eine natürliche Vorliebe für gesunde Nahrungsmittel, weil das von ihnen erzeugte physopsychische Gleichgewicht das Verlangen nach toxischen oder nur der Kompensation dienenden Lebensmittel auf natürliche Weise reduziert. Langsam werden die Zeitspannen, in denen man entsprechend den Diät-Vorschriften lebt, länger und lassen sich viel leichter «ertragen». Der Weg zur Gesundheit und zu einer richtigen Beziehung zur Ernährung ist auf diese Weise viel rascher zurückzulegen, weil zahlreiche Spannungen gar nicht erst auftauchen können.

Man braucht Geduld und Hartnäckigkeit, um sich vom raffinierten Zucker zu befreien. Das Problem berührt viele Bereiche unseres Lebens. Doch die Rückkehr zu natürlichen Süßungsmitteln, zu Früchten und Trockenfrüchten, ist von fundamentaler Bedeutung für unsere Gesundheit und unsere Zahngesundheit. Wenn diese Bewegung der Harmonisierung und Befreiung flexibel gelebt wird, öffnet man sich gleichzeitig stärker der Außenwelt, die Kommunikation mit anderen verbessert sich, und man findet zu einem Gleichgewicht, das aus der Harmonie mit der Logik der Natur wächst.

TEIL VIER

Auf dem Weg zu einer neuen Zahnmedizin

11 Die neuen Perspektiven

Die zahnärztliche Versorgung der Kinder

In den letzten zwanzig Jahren haben sich die medizinischen und zahnmedizinischen Techniken und Behandlungsmethoden enorm entwickelt. Zahnarztpraxen gestaltet man heute so, daß sie gleichzeitig ästhetisch und funktional sind. Die große Mehrzahl der Patienten wird weitgehend schmerzfrei behandelt. Das futuristische Aussehen moderner Zahnarztinstrumente weckt die Neugier der Kinder, so daß der erste Zahnarztbesuch in lockerer Atmosphäre stattfinden kann, zum Beispiel wenn der Mann im weißen Kittel den kleinen Patienten seine verschiedenen Preßluftgeräte vorführt.

Wenn Erwachsene heute immer noch beklommen den Gang zum Zahnarzt antreten, dann sicher in Erinnerung an die schmerzhaften Zahnarztbesuche ihrer Kindheit. Kinder von heute gehen gern zum Zahnarzt und wirken dabei sehr entspannt. Sie interessieren sich für die technische Seite der verwendeten Materialien und fassen, da die Behandlung schmerzlos vonstatten geht, rasch Vertrauen zum Therapeuten.

Manchmal laufen die ersten Zahnarztbesuche wie ein Spiel ab, was aber keineswegs ausschließen soll, daß man nicht in einem schwierigen Moment der Behandlung das Kind zur konzentrierten Mitwirkung auffordern kann. Kooperationsbereitschaft beim Kind hängt immer davon ab, daß man ihm die Wahrheit sagt.

Es gibt nämlich nichts Schlimmeres, als ein Kind zu belügen, ihm etwa vor Beginn der Behandlung weiszumachen, es würde überhaupt nicht wehtun. Wenn das Kind nach einer solchen, durch falsche Versprechungen verkorksten Behandlung zum nächsten Termin kommt, braucht man sehr viel Geduld, um neues Vertrauen aufzubauen. Versuchen Sie mal, ohne Gewalt den Mund eines Kindes zu öffnen, das ihn nicht aufmachen will!

Die meisten Kinder sind recht gut in der Lage, sich zusammenzureißen, sich eine Spritze geben zu lassen und das Hin- und Herruckeln an einem Zahn zu verkraften. Im Grunde braucht man vor allem Gelassenheit und ein stabiles Vertrauensverhältnis. Dann kann es durchaus vorkommen, daß ein Kind nach der Spritze plötzlich anfängt zu lachen, weil man ihm vorher soviel von «Stichen in die Zähne» erzählt hat, daß es schreckliche Dinge erwartete – und nun spürt es plötzlich gar nichts!

Eltern, Kinder und Zahnarzt sollten sich am besten darauf einstellen, bei den ersten Konsultationen viel Zeit zu «verlieren», damit das Vertrauen wirklich wachsen kann. Ein Kind, das die Praxis nach dem ersten Zahnarztbesuch ruhig wieder verläßt, behält die Zahnbehandlung in positiver Erinnerung, trotz allem, was es vorher darüber gehört haben mag.

Für das Kind zählt vor allem dieser positive Gesamteindruck: Zur nächsten Konsultation geht es dann schon entspannter, so daß der Zahnarzt mit der Behandlung besser vorankommen kann. Alles, was den Dialog und die Kooperation zwischen Kind und Zahnarzt fördert, sollte niemals als Zeitverlust betrachtet werden, sondern im Gegenteil als Investition in die Qualität der Arzt/Patient-Beziehung und damit der Behandlung. Manche Kinder entspannen sich auf dem Zahnarztstuhl so sehr, daß sie einfach einschlafen, während der Arzt mit den Eltern redet.

Erwachsene und ältere Menschen kennen Zahnbehandlungen aus einer Zeit, als das Werkzeug des Zahnarztes noch ganz anders aussah als die modernen Errungenschaften der medizinischen Technologie, über die wir jetzt verfügen. Auch die in der ersten Hälfte dieses Jahrhunderts verwendeten Narkosemittel waren weniger wirksam und zudem toxischer als die heute benutzten. Damals war es wirklich kein Wunder, daß die Leute Angst vor dem Zahnarzt hatten. Wenn man sich in zahnmedizinischen Museen die Ausrüstung von damals anschaut, kann es einem schon kalt über den Rücken laufen. Horrorerinnerungen aus der eigenen frühen Erfahrung an Kinder, die zum Zahnarzt müssen, weiterzugeben, ist kontraproduktiv.

Ein Zahnarzt weiß es sehr zu schätzen, wenn der Patient sich entspannen kann. Wer eine Entspannungsmethode wirklich beherrscht, dem steht damit ein wertvolles Instrument zur Verfügung, wenn er doch einmal Angst vor dem Zahnarzt hat oder ihm ungute Erinnerungen an die Zeit kommen, als man noch ohne Betäubung arbeitete.

Entspannung und Atmung

Die in Erwartung einer Zahnbehandlung aufkommende nervöse Anspannung läßt sich zum Beispiel mit autogenem Training oder Sophrologie sehr gut in den Griff bekommen. Besonders wichtig, wenn man vor und während der Behandlung entspannt bleiben will, ist die Kontrolle der Atmung. Selbst wenn man keine bestimmte Technik beherrscht, kann man *sich einfach die ganze Zeit auf seinen Atem konzentrieren.* Das ist das Wesentliche.

Die grundlegenden Übungen der Sophrologie ähneln den Entspannungstechniken, die man im Yoga lernt. Sie beginnen mit progressiver Muskelentspannung und gehen dann über zu einer ständigen Aufmerksamkeit auf die Qualität der Atmung. Diese Übungen sind die Basis für eine wirksame Arbeit an sich selbst.

Allerdings braucht man schon ein wenig Training, um während einer Zahnbehandlung eine tiefe und entspannte Atmung aufrechtzuerhalten. Es ist nicht ganz leicht, sich zu entspannen, wenn gerade ein Kariesloch gereinigt wird und man reglos und mit offenem Mund auf einem Behandlungstuhl liegt.

Wenn man regelmäßig zwei- oder dreimal pro Woche oder am besten täglich übt, verändern sich nach und nach die Reaktionen des Körpers auf Streßfaktoren.

Man braucht ein paar Minuten, um sich bei den Übungen zu Hause in einen Zustand von Entspannung und tiefer, frei strömender Atmung hineinzuversetzen. Wenn man soweit ist, kann man noch einen Schritt weitergehen und diesen privilegierten Augenblick nutzen, um sich mit dem eigenen Körper zu unterhalten. Etwa indem man zu ihm sagt: «Jedesmal, wenn ich drei tiefe Atemzüge genommen habe, finde ich den Zustand von Frieden und Entspannung wieder, in dem ich jetzt gerade bin.»

Wenn man so einen Satz regelmäßig wiederholt, während man Entspannungsübungen macht, wird er hochwirksam, indem er sich mit einer neuen Funktion des Atems und anderer Körperaktivitäten verbindet.

Wenn man dann auf dem Zahnarztstuhl liegt, braucht man nur noch dreimal tief zu atmen – schon ist man entspannt, und alle Unruhe und Anspannung im Körper lösen sich.

Bei dieser Technik handelt es sich nicht um Autosuggestion. Sie richtet sich vielmehr an Bewußtseinsebenen, die jenseits des Wachzustands liegen. Ihre Wirksamkeit verdankt sie dem subtilen Dialog zwischen Geist und Körper, der einsetzt, sobald der Zustand tiefer Entspannung erreicht ist. Wenn man auf dieser Ebene zwischen Schlafen und Wachen eine Botschaft an sich selbst richtet – zugleich an das Bewußte und an das Unbewußte – wirkt sie besonders stark und umfassend.

Der Reflexbogen

Man kann in diesem Zustand vollständiger Entspannung auch ein Abkommen mit sich selbst treffen, daß eine bestimmte Geste oder eine kleine Bewegung sofort zum erwünschten Entspannungszustand führen soll. Es reicht schon, die Hand zur Faust zu ballen oder sich an die Stirn zu fassen, oder was auch immer. Damit diese Geste den gewünschten Effekt hat, muß man unbedingt regelmäßig üben. So bildet sich zwischen dem Körperteil, mit dem man die Geste ausführt, und den für Entspannung zuständigen Nervenzentren ein «Reflexbogen», durch den sich neue Nervenschaltkreise etablieren.

Auch Politiker bedienen sich dieser Methode und entspannen sich mit Hilfe einer diskreten Geste, wenn sie während einer Debatte oder eines Fernsehauftritts die Fassung zu verlieren drohen. Auch während der Zahnbehandlung kann man sich mit Hilfe der sophrologischen Technik des Reflexbogens rasch und wirkungsvoll entspannen.

Der einzige «Nachteil» besteht im Zeitaufwand des täglichen Übens, das für den Aufbau eines neuen Reflexbogens nun einmal unabdingbar ist. Dafür erlebt man aber auch die Befriedigung, besser mit seinen Gefühlen und Körperreaktionen umgehen zu können und zu größerer Selbstherrschung und innerer Gelassenheit zu gelangen.

Anästhesie und Sophrologie

Auch andere Techniken aus der Sophrologie sind in der Zahnarztpraxis anwendbar. Überhaupt scheint mir dieses bereits mehrfach erwähnte ganzheitliche Verfahren auf tiefenpsychologischer Grundlage für unsere Zwecke besonders geeignet, denn es integriert Atmungs-, Relaxations-, Suggestions- und Bewegungsübungen verschiedener Schulen und entwickelt sie weiter. Nachdem man sich in tiefe Entspannung versetzt hat, kann man sich zum Beispiel suggerieren, daß ein Teil des Kiefers wie betäubt ist. Fortgeschrittene können sich mit Unterstützung eines sophrologisch vorgebildeten Arztes vorstellen, daß ein bestimmter Bereich ihres Körpers kalt und gefühllos wird.

Auf Suggestionsanästhesie spezialisierte Sophrologen haben schon schwierige Zahnextraktionen durchgeführt, ohne auch nur einen Tropfen eines Anästhetikums zu verwenden. Was einmal mehr die enge Beziehung zwischen Geist und Körper zeigt. Für eine solche Anästhesie braucht man allerdings mehrere Sitzungen. Sie ist vor allem für Patienten geeignet, die gegen chemische Lokalanästhetika allergisch sind.

Homöopathie und Zahnpflege

Eines der in Europa verbreitetsten Naturheilverfahren ist die Homöopathie, der wir Mittel wie Arnika und Pyrogenium verdanken, die bei der Zahnbehandlung von enormem Nutzen sein können.

Ein Patient, der für die Eigenschaften des homöopathischen Medikaments *Arnika* empfänglich ist, kann sich nach dessen Einnahme vollkommen schmerzlos einen Zahn ziehen lassen.

Ebenso kann einer, dessen Backe infolge eines Zahnabszesses geschwollen ist, dank *Pyrogenium* Linderung erfahren – mitunter sogar rascher als durch ein Antibiotikum, welches ja erst nach ein bis zwei Tagen richtig wirkt.

Die Homöopathie ist nicht eben ein neues medizinisches Verfahren, aber gerade in letzter Zeit hat sie mehr und mehr an Beliebtheit gewonnen, obwohl sie trotz jahrzehntelanger erfolgreicher Anwendung in der Praxis immer noch umstritten ist, da ihre Wirkungsweise noch der wissenschaftlichen Erklärung harrt.

Dem Endokrinologen Prof. Benvéniste ist zwar angeblich

der Nachweis gelungen, daß Wasser ein «Gedächtnis» hat, da es in seiner Substanz die Eigenschaften von Produkten bewahrt, mit denen es mal in Kontakt gekommen ist – womit bewiesen wäre, daß das Wasser einen Teil der Eigenschaften einer Substanz bewahrt, auch wenn diese gar nicht mehr in der Mischung vorhanden ist (die berühmten homöopathischen Hochpotenzen). Doch die Ergebnisse seiner Forschungen sind von verschiedener Seite angezweifelt worden, und eine endgültige Klärung des Sachverhalts steht noch aus.

Ich möchte betonen, daß es sich bei der Homöopathie um eine Wissenschaft handelt, die nur von kompetenten, spezialisierten Fachleuten ausgeübt werden sollte. Wird sie mißbräuchlich oder falsch eingesetzt, ist ihre Wirksamkeit keineswegs garantiert. Wer ein Medikament wie Arnika in entsprechend hoher Potenz (C4 oder C5) vor einer Zahnextraktion gibt, kann kaum fehlgehen. Problematischer ist es schon, wenn eine Mutter versucht, allein mit Hilfe eines Homöopathie-Handbuchs alle Krankheiten in der Familie zu heilen. Anzumerken wäre auch, daß man sich abends nach Einnahme des homöopathischen Mittels die Zähne putzen sollte, da es in der Regel in zahnschädigenden Milchzuckerkügelchen verabreicht wird. Ansonsten aber muß man der Homöopathie eine große Zukunft prophezeien, denn wie Chiropraktik, Osteopathie, Akupunktur und alle Heilverfahren, denen es um die Therapie des «Terrains» geht, ist ihr Ziel die Harmonisierung des gesamten menschlichen Organismus.

Der Akupunkturpunkt ist der Ort, an dem sich der Dialog zwischen der Form (oder der Materie) und dem Lebenshauch (oder der Energie) bevorzugt abspielt. Die Stimulation einer energetischen Zone des Körpers wirkt sich auf die Materie des Organismus aus. Mundraum, Zähne und Kiefergelenke sind von zahlreichen energetischen Strängen und Meridianen durchzogen. Das ist einer der Gründe dafür, daß die Behandlung eines Zahns sich auf den gesamten Organismus auswirken kann.

Die Nerven von Ober- und Unterkiefer vereinen sich im Bereich der Kiefergelenke *(Articulationes temporomandibulares).* Sofort darauf treffen sie auf den Trigeminusnerv, den dicksten Nerv des ganzen Körpers (selbst der Ischiasnerv ist nicht so dick). Ein Entzündungsherd am Zahn kann eine ständige Reizung dieses Nervenstamms und eine Entzündung in anderen Bereichen des Gesichts oder des Kopfes hervorrufen. Das ist die Erklärung für das häufig von infizierten Zähnen verursachte Ausstrahlen der Zahnschmerzen.

Im Gesicht gibt es zahlreiche Akupunkturmeridiane, besonders im Bereich der Kiefergelenke. Wenn eine Zone, durch die ein Akupunkturmeridian verläuft, chronisch gereizt ist, werden die Energiezirkulation in diesem Meridian und das Funktionieren der mit ihm zusammenhängenden Organe gestört. Am Beispiel der chinesischen Medizin wird wirklich deutlich, daß der menschliche Körper ein Ganzes ist, da man ja auf den Magen einwirken kann, indem man Punkte im Gesicht oder an den Füßen stimuliert.

Ein infizierter Zahn, ein durch schlechte Okklusion gestörtes Kiefergelenk oder die Bildung elektrischer Ladungen durch gegenüberliegende Gold- und Amalgamfüllungen verändern die Energiezirkulation in den betroffenen Meridianen. In der Folge entwickeln sich zahlreiche Schwächen und Krankheiten.

Biomaterialien

Die neuen Perspektiven und Forschungen der Zahnmedizin richten sich vor allem auf die Entwicklung und Nutzung von Biomaterialien. Als Biomaterialien bzw. als bioverträglich bezeichnet man diejenigen Zahnreparaturmaterialien, die alle Funktionen einer guten Zahnfüllung besitzen und gleichzeitig die Gesundheit des Zahngewebes und des gesamten Körpers nicht beeinträchtigen.

Ein akzeptables Füllungsmaterial muß den verschiedensten

Anforderungen genügen: Es muß druckunempfindlich, kratzfest und abriebsarm sein, eine gute Haftfähigkeit am Zahn besitzen, thermische Isolierung bieten, ästhetisch aussehen, lange halten, darf vom Speichel nicht zersetzt werden usw. Am wichtigsten aber ist, daß das verwendete Material weder auf den Zahn noch auf den Körper insgesamt toxisch wirkt. Wenn man an die neueren Erkenntnisse zu Amalgam und nichtedlen Metallen denkt, muß Bioverträglichkeit das oberste Auswahlkriterium sein.

Ideal wäre ein Füllungsmaterial, das sich fest mit der Struktur von Dentin und Schmelz verbindet und sich so in die Zahnsubstanz integriert. Ist es illusionär, darauf zu hoffen? Vielleicht nicht, wenn die Suche nach diesem Material Hand in Hand geht mit allen bereits beschriebenen Maßnahmen zur Sicherung einer guten Remineralisation.

Des weiteren müssen alle Voraussetzungen erfüllt sein, damit die von Steinman entdeckte Dentinflüssigkeit normal funktioniert. Nur dann kann die Pulpa die zur Rekonstruktion der Zahnstrukturen notwendigen mineralischen Substanzen an die Zahnoberfläche transportieren und zur Regeneration des Karieslochs beitragen.

Seit 1979 arbeiten mehrere französische Forschergruppen an einer besonders interessanten Technik zur Herstellung von Biomaterialien. Dabei werden Korallenstücke gereinigt, sterilisiert, geschliffen und poliert, um anstelle von beispielsweise durch Unfall zerstörtem Knochengewebe eingesetzt zu werden.

Diese Technik könnte die Knochentransplantationen überflüssig machen, denn Korallen haben den großen Vorteil, daß sich in ihrem porösen Inneren neue Blutgefäße bilden können. Das Blut kann durch die Koralle auch Mineralstoffe zur Remineralisierung herantransportieren. Auf diese Weise wird das Biomaterial schließlich in die Knochensubstanz eingebaut und zu einem integralen Bestandteil des Knochens.

Mit dieser Methode, an der im CNRS (Centre National de

la Recherche Scientifique) und im IFREMER (Institut Français de Recherche pour l'exploitation de la mer) gearbeitet wird, sollen auch Korallen anstelle von ganzen Gliedern oder Kieferknochen eingesetzt werden, etwa wenn Zähne den Halt verloren haben oder der sie stützende Knochen zu schwach ist. Auch von einer Gruppe französischer Wissenschaftler und Zahnmediziner kürzlich erfolgreich unter Verwendung von Muschelschalen eingesetzte Zahnimplantate sind unter dem Gesichtspunkt der Bioverträglichkeit sehr zu begrüßen.

Es ist durchaus denkbar, daß ein der Koralle entsprechendes Biomaterial auch Bestandteil einer Zahnfüllung sein könnte. Die kommenden Jahre und Jahrzehnte werden es erweisen.

Daß das Meer eine wertvolle Mineralquelle ist, geht schon daraus hervor, daß in Apotheken und Reformhäusern Algen, Muschelpulver und zahlreiche andere aus dem Meer gewonnene Mittel zur Remineralisierung angeboten werden. Die Entdeckungen, die sich in diesem salzigen Element machen lassen, dürften noch längst nicht abgeschlossen sein.

Die wachsende Nachfrage nach energetischen Heilverfahren, die bereits jetzt Allopathie, chemische Medikamente und chirurgische Eingriffe ergänzen und mitunter sogar ersetzen, signalisiert, daß immer mehr Menschen begreifen, wie wichtig die Suche nach einer umfassenden Harmonie des Daseins ist.

Die «klassische» Medizin erkennt ihrerseits den Einfluß des Seelischen, also etwa des Denkens, auf die Entstehung von Krankheiten an. Viele Ärzte stellen fest, daß ihre Therapie besser wirkt, wenn sie mehr auf ihre Patienten eingehen.

Die Bachblütentherapie

Zu Anfang unseres Jahrhunderts erkannte der außergewöhnliche englische Arzt Edward Bach, ein Schüler von Samuel Hahnemann, dem Vater der Homöopathie, daß man *nicht die Krankheit, sondern den Kranken behandeln* muß.

Er hatte bemerkt, wie sehr das Denken und die allgemeine Stimmung des Patienten über die günstige bzw. ungünstige Entwicklung einer Krankheit entscheiden konnten. Ihm zufolge soll – ein pflanzliches – Medikament wirken, indem es die Harmonie der inneren Haltung und damit eine notwendige Bedingung für den Selbstheilungsprozeß wiederherstellt.

Bach ahnte, daß das ganze Potential zur Heilung und zur Transformation in den Blüten der Pflanzen steckte. Also entschloß er sich im Alter von vierundvierzig Jahren, seine Praxis in London aufzugeben, um sich in dem Dorf Galles ganz seinen Forschungen widmen zu können.

Angelehnt an die Herstellungsprinzipien für homöopathische Medikamente bereitete er seine ersten Blütenheilmittel zu. Seine Technik war denkbar einfach: Er legte die Blüten nach dem Pflücken in eine Schale mit Wasser, die er dann in die Sonne stellte. So nahm das Wasser mit Hilfe der Sonnenstrahlen die Schwingungsqualitäten und Heilkräfte der Blumen an.

Heute könnte man sagen: Er nutzte die Erinnerungsfähigkeit des Wassers, um die heilenden Eigenschaften der Pflanze zu konservieren. Das so gewonnene Wasser wurde dann – mit etwas Kognak als Konservierungsmittel – in Flaschen gelagert.

Bald darauf beobachtete Bach, daß ein und dasselbe Medikament sehr unterschiedliche Krankheiten lindern oder heilen konnte, wenn die gleichen inneren Probleme bei den Patienten vorlagen (wie etwa Intoleranz, Reizbarkeit oder Eifersucht). Umgekehrt brauchten Patienten, obwohl sie unter denselben Beschwerden litten, meistens verschiedene Mittel, weil die Krankheit bei jedem eine andere Ursache hatte.

Das Leben dieses Arztes war der Erforschung seiner neuen Heilmittel gewidmet. Mit seinen Ideen war er, wie manche meinen, seiner Zeit weit voraus. Er beschrieb Krankheit als Folge bestimmter Seinszustände, die die normale Funktion des Organismus stören, und legte größten Wert auf die Macht des Denkens und der Gefühle im Hinblick auf den gesamten Organismus.

Für Bach war der innere Friede wesentliche Vorbedingung dafür, daß sich echte Heilung einstellen konnte. In diesem Zusammenhang brachte Bach etwas ganz Persönliches in die Therapie ein, indem er die ständige Wiederholung von Affirmationen empfahl, ähnlich wie es in der Meditation und in fernöstlichen religiösen Traditionen üblich ist.

Seine Medikamente sind unter der Bezeichnung *Bachblüten* erhältlich. Sie werden nach dem Vorbild der homöopathischen Mittel in starker Verdünnung verwendet. Sie lindern Beschwerden, die von inneren Spannungen verursacht werden, und bringen Harmonie in die damit zusammenhängenden energetischen Verbindungen. Heute sind sie weitaus bekannter als zu Lebzeiten von Dr. Bach.

Mittlerweile haben neuere Studien in den USA die Arbeiten von Bach ergänzt und vollendet. Zu den wenigen Dutzend Medikamenten, die Bach empfahl, sind weitere hinzugekommen, so daß heute mehr als hundert aus Blüten und Kristallen gewonnene Mittel zur Verfügung stehen.

Im Bereich der Zahnmedizin kann man Bachblüten anwenden, um die Folgen von Demineralisierung zu lindern, die mit unausgewogener Ernährung oder innerer Disharmonie zusammenhängen. Andere Blütenmittel regen die Assimilation von Vitaminen und Mineralsalzen an und leisten so einen Beitrag zur allgemeinen Kariesvorbeugung.

Als nützlich erweisen sich diese Mittel, und zwar besonders die aus Kristallen gewonnenen, zur Eliminierung von Schwermetallspuren aus dem Organismus. Wenn neben dem für das Individuum passenden Bachblütenpräparat solche Mittel verschrieben werden, wird die Entgiftung des Organismus nach Entfernung der Amalgamplomben gefördert.

Da es mir um eine ganzheitliche Sicht der Zähne und der menschlichen Gesundheit geht, bin ich in diesem Kapitel nicht näher auf die technologische Entwicklung der zahnärztlichen Gerätschaften und Zahnersatzmaterialien eingegangen. Es versteht sich von selbst, daß die enormen Fortschritte auf diesem

Gebiet die Zahnbehandlung angenehmer und wirkungsvoller machen und zu einer Verbesserung der Beziehung zwischen Patient und Zahnarzt beitragen.

Was die Zahnprothetik angeht, so konzentriert sich, wie wir gesehen haben, die Forschung auf die Entwicklung von Biomaterialien. Sehr wahrscheinlich wird man in den kommenden Jahren mehr und mehr Biomaterialien zur Anfertigung von Zahnprothesen verwenden und die Mehrzahl der in den Mund eingesetzten Produkte durch einen individuellen Test auf Bioverträglichkeit hin prüfen.

So wird jeder Eingriff im Mund sich harmonisch den Belangen der Zahngesundheit und dem ungestörten Funktionieren anderer biologischer und energetischer Mechanismen unseres Körpers unterordnen müssen.

12 Die Beziehung zum Zahnarzt

Mit Musik und Vertrauen

Mit Musik geht alles besser, wie wir wissen ... auch die Zahnbehandlung! Sie ist ein Hilfsmittel, auf das man dabei keinesfalls verzichten sollte. Eine kleine Melodie aus den Lautsprechern im Wartezimmer macht das Warten leichter und überdeckt das Pfeifen des Turbinenbohrers. Wenn Sie sich mit den beschriebenen sophrologischen Methoden auf die Behandlung vorbereitet haben und Ihr Zahnarzt keine Hintergrundmusik in der Praxis hat, können Sie im Wartezimmer über Walkman Ihre Lieblingsentspannungsmusik hören.

Die Forschungen der Musiktherapie haben seit langem den beträchtlichen Einfluß der Musik auf die psychische Verfassung und den Atemfluß nachgewiesen. Bei Umfragen sprach sich die Mehrzahl der Patienten *für* sanfte Hintergrundmusik beim Zahnarzt aus. Sie wollen lieber eine Symphonie oder ein Harfenkonzert hören als die metallischen Geräusche der verschiedenen zahnmedizinischen Instrumente.

Wüschenswert, das zeigen die Forschungen zur Entspannungswirkung von Klängen, wäre neben normaler Musik auch die Verwendung besonderer, auf die individuellen Bedürfnisse abgestimmter Frequenzen. Mit ihrer Hilfe kann der Patient ziemlich rasch in einen tiefen Entspannungszustand versetzt werden, den er sonst erst nach längerem Üben sophrologischer oder vergleichbarer Techniken erreicht.

Wenn man weiß, wie sehr Schmerzlinderung oder Schmerzfreiheit bei der Zahnbehandlung vom Entspannungsgrad des Patienten (und des Zahnarztes) abhängt, wird der Nutzen jeglicher Art von Entspannungstechnik deutlich. Wenn der Patient verkrampft ist, braucht man eine hohe Dosis Lokalanästhetikum, während bei einem entspannten Patienten durchaus die Hälfte genügen kann.

Abgesehen von möglichen Schmerzen kann auch die Vorstellung, mit offenem Mund dem Arzt ausgeliefert zu sein, Ängste auslösen. Manche erleben die Behandlung als Eindringen in ihre Intimsphäre.

Der Mund ist ein mit starker Symbolik befrachteter Körperbereich, da er einerseits mit den Freuden des Kleinkindalters und der unbewußten Erinnerung an die orale Phase, andererseits durch sein starkes erogenes Potential mit sexueller Lust zusammenhängt.

Nicht jedem Patienten fällt es leicht, mit offenem Mund ausgestreckt dazuliegen, und dabei innerlich locker zu bleiben. Viele verkrampfen sich sogar eher und die bereits vorhandene Furcht vor dem Schmerz wird noch größer.

Eigentlich ist das wenig erstaunlich, denn die meisten Patienten bräuchten einfach mehr Zeit, um Vertrauen zum Arzt zu schöpfen, Vertrauen nicht nur in seine technische Kompetenz, sondern auch in seine Fähigkeit zum verständnisvollen Zuhören.

Die Entscheidung, einen Zahn zu ziehen, erfolgt meist sehr rasch, weil es für eine konservative Behandlung zu spät ist. Viele Menschen erleben dieses «Urteil» und damit diesen Eingriff als persönliche Niederlage, fast wie einen «kleinen Tod», als Trennung von einem Teil ihres Selbst, die fast einer Kastration gleichkommt, oder als einen weiteren Schritt auf dem Weg zum Alter.

Wenn jemand Aggressionen gegenüber dem Zahnarzt verspürt, deutet das in der Regel auf negative Erlebnisse bei vorangegangenen Behandlungen hin. Hier sollten sich beide Seiten genügend Zeit geben, um jene entspannte Atmosphäre voller Vertrauen und Gelassenheit herzustellen, die für ein optimales Ergebnis unerläßlich ist.

Und wenn alles vorbei ist, vergißt man angesichts der wiedergewonnenen Gesundheit und Vitalität den Streß des Zahnziehens um so schneller. Oft verschwinden sogar «alte Symptome», und es stellt sich ein Gefühl allgemeinen Wohlbefindens ein, welches den Patienten für alle Leiden entschädigt.

Mitunter kommen einem Patienten im Laufe einer Zahnsanierung plötzlich Zweifel. Eine typische Reaktion ist dann: «Aber wenn das wirklich alles stimmt – Zähne als Störherde, giftiges Amalgam, die schlimmen Folgen schlechter Okklusion –, und wenn man sich dann die kaputten Zähne der meisten Menschen anschaut, dann müßten wir ja alle längst schwer krank sein.»

Diese Reaktion beruht auf einer ganz logischen Überlegung und bedarf einer klärenden Antwort. Es stimmt: Ein Mensch, dessen Zähne tot und mit Metallkronen überzogen sind, dürfte nach den in diesem Buch dargestellten Theorien nicht gesund oder mit seinem Gesundheitszustand zufrieden sein. Dennoch gibt es zum Glück viele Menschen, die sich trotz Amalgam plus Goldkronen, trotz unausgewogener Ernährung und trotz Umweltverschmutzung usw. vollkommen gesund fühlen.

Der menschliche Körper besitzt ein beträchtliches Reparaturpotential. Deshalb üben tote Zähne und Amalgamplomben in vielen Fällen keinen nachteiligen Einfluß auf den allgemeinen Gesundheitszustand des einzelnen aus. In einem gesunden Organismus werden die Toxine durch die Nieren ausgeschieden und Bakterien vom Immunsystem zerstört. Sind allerdings zu viele Giftquellen vorhanden, kann es vorkommen, daß die Reparaturkapazität überfordert ist.

Die Antwort auf die oben gestellte Frage könnte lauten: «Der menschliche Körper ist wirklich bewundernswert, da er *trotz* so vieler Störquellen gesund bleiben kann.»

Dennoch möchte ich zum Schluß noch einmal betonen: Die

metallischen Zahnersatzmaterialien stellen für die meisten Menschen ein gewisses Vergiftungsrisiko dar. Und auch Zähne mit abgetötetem Nerv oder schlechter Okklusion sind Gefahrenquellen.

Diese Risiken sind je nach Konstitution und Sensibilität des einzelnen größer oder kleiner und können jahrelang oder auch ein ganzes Leben lang latent bleiben. Ein positiv denkender Mensch mit gesunder Lebensführung und intaktem Immunsystem muß von ihnen in keiner Weise beeinträchtigt werden.

Über der Beschreibung all der gesundheitsschädlichen Mechanismen dürfen wir nie vergessen, daß der Mensch eine Ganzheit darstellt. Auch wenn jemand durch die Entfernung der Amalgamplomben gesundheitlich erheblich profitieren kann, liegt sein Wohlbefinden weiterhin vor allem in seinen eigenen Händen und wird von seiner Lebens- und Denkweise bestimmt.

Mundpflege, um gesund zu bleiben

Um die Zahnbehandlung innerhalb einer ganzheitlichen Perspektive richtig einzuordnen, ist das auf Seite 196 wiedergegebene Schema hilfreich, das alles aufzeigt, was neben dem zahnmedizinischen Eingriff von Bedeutung sein kann.

Auf der linken Seite der Abbildung sehen wir eine hinabführende Treppe mit den für das allgemeine Gleichgewicht des Individuums schädlichen Faktoren. Die einzelnen Stufen der Treppe entsprechen dem jeweiligen Gesundheitszustand. Je mehr schädliche Faktoren hinzukommen, desto weiter wird das Strichmännchen Stufe für Stufe hinabgedrängt, bis es an die Grenzen seiner Gesundheit stößt (hier eine Linie, die für die begrenzten Fähigkeiten des Immunsystems steht).

Überschreitet es diese Linie, so wird es hineingesogen in einen Wirbel von Beschwerden, Bakterien und Viren, die es krank machen.

Zu den Stufen, die die Gesundheit negativ beeinflussen, gehören unausgewogene Ernährung, Mangel an körperlicher Bewegung, erbliche Faktoren, entzündete Zähne, Schwermetalle, Probleme mit Zahnokklusion und Wirbelsäule, Wohnort, geistige Einstellung usw. Reihenfolge und Bedeutung dieser Streßfaktoren sind von Mensch zu Mensch verschieden.

Das Zusammenwirken all dieser störenden Elemente bringt den Menschen an die Grenzen seiner körperlichen, seelischen und moralischen Widerstandskraft. Irgendwann kommt man an einen Punkt, an dem die Vitalitätsreserven erschöpft sind, so daß keine ausreichende Abwehr gegen mikrobielle, klimatische oder andere Angriffe von außen mehr stattfinden kann. Wenn ein Mensch auf der Treppe der Gesundheit zu weit nach unten gerät, bedeutet das Krankheit.

Wenn er wieder anfängt, Sport zu treiben, oder wenn sein Denken positiver wird, kann der Kranke die Treppe wieder hinaufsteigen und in sich die zur Heilung notwendigen Kraftquellen finden. Auch die Entfernung der Amalgamplomben (bei quecksilberempfindlichen Menschen) oder eines vereiterten Zahns, also eines Störherds, kann solche positiven Folgen haben. Auch schon der richtige zahnärztliche Eingriff allein kann die innere Dynamik des Organismus umstimmen. Bei anderen gelingt die Heilung erst nach zahlreichen Anstrengungen auf verschiedenen Gebieten, ein Zeichen dafür, daß diese Patienten die Belastbarkeitsgrenzen ihres Organismus schon weit (um mehrere Stufen) überschritten haben.

Man sollte sich das Schema nicht zu starr vorstellen. Zum Beispiel können Höhe und Position der einzelnen Stufen bzw. der verschiedenen schädigenden Faktoren je nach Individuum schwanken. Bei dem einen ist die Ernährung sehr wichtig und die dazugehörige Stufe hoch. Das bedeutet, daß ihm ungesunde Ernährung sehr schlecht bekommt. Umgekehrt kann er sich allein durch eine Harmonisierung der Ernährung schlagartig wieder erholen und zu einem zufriedenstellenden Gesundheitszustand zurückfinden.

Schema zur ganzheitlichen Betrachtung der menschlichen Gesundheit

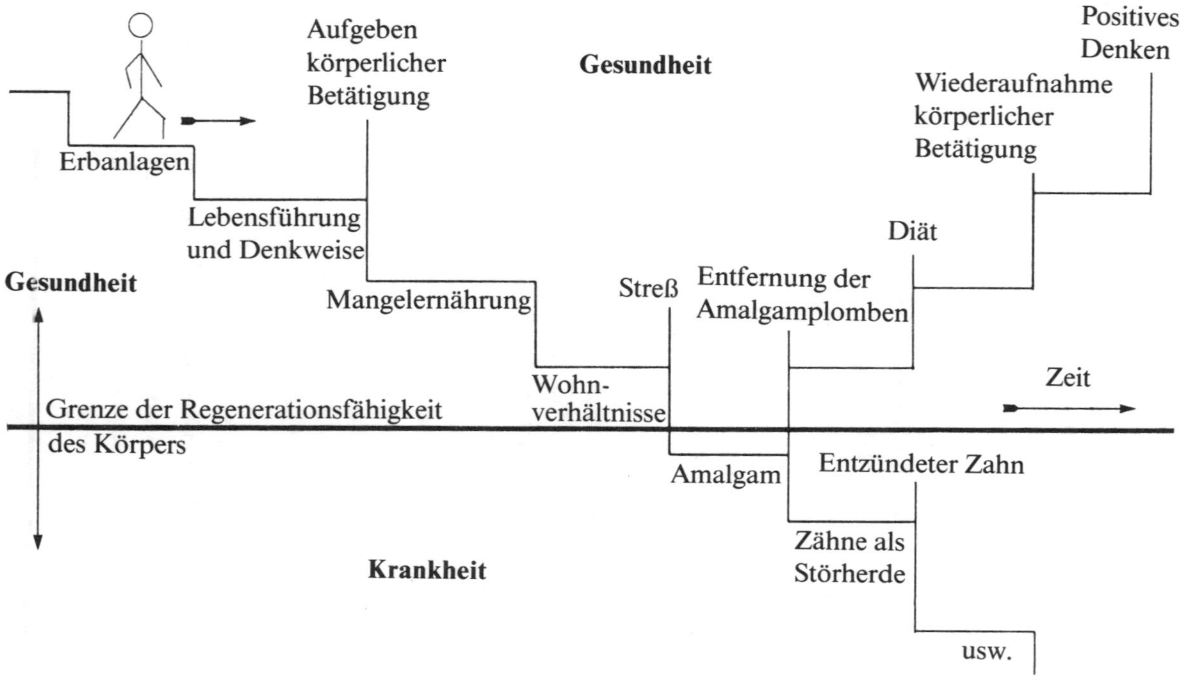

Für einen anderen ist die Ernährung nicht von grundlegender Bedeutung, dafür aber reagiert er sensibel auf Luftverschmutzung und Wohngifte. Für ihn wäre ein Umzug wichtiger als der Verzicht auf Fleisch oder Zucker.

Auf unserer Skizze sind auch die Erbanlagen und die Macht des Denkens besonders hervorgehoben, weil es sich dabei um vorrangige Faktoren bei einer umfassenden Betrachtung der Gesundheit handelt. Harmonie des Denkens in Verbindung mit einer soliden ererbten Konstitution wird jeden Menschen für lange Zeit gesund erhalten.

Das heißt: Ein Kind gesunder Eltern, das in einer Atmosphäre positiven Denkens aufwächst, kann auch ein paar Amalgamplomben haben und in einer Gegend mit starker Luftverschmutzung leben (wenn es nicht gerade quecksilberempfindlich ist) und sich doch lange Zeit einer guten Gesundheit erfreuen.

Das heißt aber nicht, daß man ihm nicht eine ausgewogene Ernährung bieten, seine Zähne regelmäßig untersuchen und es auf mögliche Sensibilität gegenüber metallhaltigen Zahnersatzmaterialien testen lassen sollte, falls es einmal gesundheitliche Schwierigkeiten hat, die sich nicht ohne weiteres erklären lassen.

Mit anderen Worten: Natürlich ist letztlich alles relativ. Wenn Sie dieses Buch gelesen haben, müssen Sie nicht unbedingt sofort zum Zahnarzt eilen und sich alle Amalgamfüllungen entfernen lassen. Andererseits kann auch das kleinste Detail bedeutsam sein, wenn eine Krankheit trotz zahlreicher medizinischer Bemühungen nicht heilen will. Es ist schon oft vorgekommen, daß schwere oder chronische Krankheiten oder erhebliche Erschöpfungszustände nach Sanierung der Zahnherde, Korrektur der Okklusion oder Entfernung des Amalgams verschwanden. In diesem Fall *konnten sämtliche anderen therapeutischen Bemühungen erst wirken und die Selbstheilungskräfte des Körpers anregen, als die von den Zähnen verursachten Blockaden beseitigt waren.*

Um Mißverständnissen vorzubeugen: Wenn nach Entfernung einer «von Zähnen verursachten Blockade» die Gesundheit des Patienten wiederhergestellt ist, sollte man nicht voreilig schließen, daß *die Krankheit* durch Zahnprobleme *verursacht* war. Die Beseitigung der Blockaden im Zahnbereich war einfach eine der Maßnahmen, die getroffen werden mußten, um die Heilung zu fördern. So entspricht es der ganzheitlichen Sichtweise.

Wenn jemand Beschwerden hat, die nicht direkt mit den Zähnen zusammenhängen, geht er in den seltensten Fällen zuerst zum Zahnarzt. Meist kommt der Zahnarztbesuch erst nach oder ergänzend zu zahlreichen anderen therapeutischen Bemühungen. Doch bei der Mehrzahl der Fälle hat der zahnärztliche Eingriff zur Folge, daß die anderen eingesetzten Therapien überhaupt erst ihre Wirkung entfalten können.

Aus ganzheitlicher Sicht läßt sich jede Krankheit als Verlangen des Körpers oder der Psyche nach Transformation deuten. Oft betrifft diese nur eine oder mehrere Einzelheiten in unserem Leben. In anderen Fällen geht es um eine grundlegende existentielle Infragestellung unserer Situation – wozu selbstverständlich auch eine gründliche Zahnbehandlung und die Entfernung aller Störquellen im Mundbereich gehören kann. Wenn Patient und Zahnarzt sich dieses Rufs nach Transformation bewußt sind, sind die Voraussetzungen für eine gute Beziehung zwischen beiden und damit für eine erfolgreiche Behandlung gegeben.

Jetzt, da die Bedeutung der Zahngesundheit für den Gesamtorganismus klar ist, sollte jede Zahnbehandlung unter diesem Aspekt gesehen werden. Nur so kann sie zu einem Instrument von Transformation und umfassender Harmonisierung werden, das wirklich zu besserer Gesundheit und Lebensqualität beiträgt.

13 Die Zähne in ganzheitlicher Sicht

Aus dem für unsere Zeit charakteristischen Geist der Ganzheitlichkeit entstehen neue und mitunter überraschende Therapien. Die Leber zu behandeln, indem man eine Nadel ins Ohrläppchen sticht, ist heute genausowenig erstaunlich wie die Therapie von Kopfschmerzen durch Fußreflexzonenmassage.

Auch die Zähne erweisen sich als Organe mit starken Auswirkungen auf den allgemeinen Gesundheitszustand. Die neueren Forschungen auf dem Gebiet der energetischen Medizin bestätigen ihren großen Einfluß auf die Harmonie des Ganzen, so wie es die Neuraltherapeuten schon vor langer Zeit vermuteten.

Wenn ein Zahn Teil eines gestörten Energieschaltkreises ist, kann allein seine Behandlung genügen, um sämtliche von diesem Schaltkreis betroffenen Organe wieder ins Gleichgewicht zu bringen. Die anscheinend unbedeutende Versorgung einer kleinen Karies kann so spektakuläre Auswirkungen auf einen umfassenden Heilungsprozeß haben.

Wenn man diese Zusammenhänge kennt, betrachtet man die eigene Zahngesundheit unter einem neuen Blickwinkel und wird alles tun, um der Karies und anderen Erkrankungen von Zähnen und Mundraum vorzubeugen.

Das Wissen um die Bedeutung der Zahnbehandlung und die korrekte Wahl des Füllungsmaterials verleiht dem grundlegenden Postulat der Medizin: *Primum non nocere* (Das wichtigste ist, dem Patienten nicht zu schaden) eine neue Dimension.

Der energetische Aspekt des menschlichen Körpers, den

Chinesen seit Jahrtausenden bekannt, gewinnt zunehmend an Boden auch in der westlichen Medizin. Man kann mit Fug und Recht sagen, daß die Berücksichtigung des Energiekörpers die wichtigste Wiederentdeckung der Medizin gegen Ende dieses Jahrhunderts ist.

Angesichts der machtvollen Energiepotentiale, die in den Zähnen enthalten sind, gewinnt die Zahnheilkunst eine völlig neue Dimension. Bei jedem Schließen des Mundes treffen sich Unter- und Oberkiefer. Energetisch gesehen repräsentiert der eine Yin (die Erde, das weibliche, empfangende Prinzip), der andere Yang (den Himmel, das männliche, schöpferische Prinzip). Gutes Kauen ist nur bei ausgewogener Okklusion möglich und wird begleitet von einem intensiven Energieaustausch, der auch die Energie bzw. den Geschmack der Nahrungsmittel mit einbezieht.

Ich hoffe, in diesem Buch deutlich gemacht zu haben, wie wichtig eine ausgewogene Ernährung und eine harmonische Denkweise sind, wenn man ein gesundes, erfülltes Leben führen möchte.

In alten chinesischen Texten werden die 28 Zähne in Beziehung gesetzt zu 28 Sternen, die die Nacht erhellen. Die Zähne, jene härtesten und strahlendsten Organe unseres Körpers, verleihen unserem Lächeln erst den wahren Zauber. Ebenso aber beeinflussen sie die subtile Ausstrahlung der energetischen Netze unseres Körpers.

Die Sterne des Mundes beeinflussen einen Teil unserer Gesundheit und folglich auch unseres Schicksals.

14 Was Sie außerdem noch wissen sollten

Crème-Budwig-Rezept

Man verrührt in einer Schüssel: 4 gehäufte Teel. Magerquark, 2 Teel. kaltgepreßtes Öl aus erster Pressung (Sonnenblumen-, Sesam- oder Nußöl) und den Saft einer viertel oder einer halben Zitrone. Dann fügt man 1 reife, zerdrückte Banane und 1 gehäuften Teel. frisch (in der Kaffeemühle) gemahlene Nüsse oder Ölsaaten hinzu (nach Wunsch: Leinsamen, Sonnenblumenkerne, Sesam, Mandeln, Wal- oder Haselnüsse). Dann gibt man etwas Getreide in ganzen Körnern oder frisch in der Kaffeemühle gemahlen (Hafer, Gerste, Vollreis oder Buchweizen) und schließlich noch mehrere kleingeschnittene Früchte der Saison hinzu.

Das Ganze ergibt ein köstliches Frühstück, das cremig wie ein Nachtisch wirkt und doch voller Vitamine und Mineralien ist. Die Zusammenstellung der Zutaten kann man flexibel gestalten und die Getreidesorten, Früchte und Nüsse je nach Jahreszeit und persönlichem Geschmack auswählen.

Die Crème Budwig enthält den Tagesbedarf an allen lebenswichtigen Vitaminen in Form von rohen und bestens assimilierbaren Produkten. Wer will, kann die Zutaten auch trennen, zum Beispiel die Früchte morgens, die Ölfrüchte oder Nüsse nachmittags und das Getreide abends essen.

Die Quecksilberbelastung von Gewässern und Fischen

Alle Ozeane und Meere unseres Planeten enthalten Quecksilber. Zum Teil stammt es aus mineralreichen Zuflüssen, vor allem aber aus den Abwässern industrieller Verfahren, die mit Quecksilber oder Quecksilberverbindungen arbeiten.

Die Papierhersteller benutzen Quecksilber als Fungizid und Bakterizid, Kunststofferzeuger, elektrische Industrie und Pharmaunternehmen verwenden es bei der Herstellung diverser Konsumartikel. Außerdem gebraucht man Quecksilber zur Behandlung nuklearer Abfälle und zur Herstellung von Rostschutzfarbe.

Bevor das Quecksilber ins Meer gelangt, wird es entweder aus dem Boden ausgewaschen oder gelangt als Industrieabwasser direkt in Flüsse und Bäche.

Über die Nahrung kann der Mensch sich auf zweierlei Wegen Quecksilber zuführen: über belastetes Trinkwasser oder über den Verzehr von kontaminiertem Fisch. In Fischen und Krustentieren akkumuliert sich das im Meeresplankton, ihrem Hauptnahrungsmittel, enthaltene Quecksilber. Als Faustregel gilt: Je größer der Fisch, desto größer auch das Risiko einer erhöhten Quecksilberbelastung. Mit jedem Glied der Nahrungskette akkumuliert sich das Quecksilber weiter. Deshalb erweisen sich große Thunfische und Schwertfische bei Analysen als am stärksten belastet.

Die folgende Tabelle gibt einen Überblick über die Ergebnisse von Analysen des CERBOM INSERM (Centre d'Etudes et de Recherches Biologiques et Océanographiques Méditerranéennes), bei denen die Quecksilberbelastung verschiedener Mittelmeerfische bestimmt wurde.

Art	*Durchschnittliche Quecksilberbelastung in Mikrogramm pro Gramm*
Roter Thunfisch	1,20
Katzenhai	1,88
Meeraal	1,30
Rochen	2,61
Seebrasse	0,58
Seezunge	0,60
Drachenkopf	0,49
Merlan	0,62
Echte Dorade (Goldbrasse)	0,41
Seebarbe	1,44
Krake	0,28
Garnele	0,46
Krebs	1,86
Languste	1,04
Tintenfisch	0,24
Schwertfisch	2,96
Sardine	0,15
Makrele	0,21
Anchovis	0,24
Auster	0,19

Die internationalen Grenzwerte für Quecksilber in Fischen und Krustentieren liegen bei 0,7 μg/g für Thunfisch und bei 0,5 μg/g für andere Arten.

Bei den kleineren Fischen werden die Grenzwerte zwar kaum erreicht, dafür aber bei den großen um so öfter deutlich überschritten. Also sollte man nicht allzuviel Fisch essen, besonders wenn man sensibel auf Quecksilber reagiert. Einige Autoren befürworten sogar einen totalen Verzicht auf Fisch während der Entfernung von Amalgamplomben.

Laut einem Artikel im *Wall Street Journal* vom 16. Dezember 1970 fand man bei Stichproben in 23 Prozent aller Thunfischkonserven Quecksilbermengen, die über dem Grenzwert lagen. Daraufhin erklärten sich einige Nahrungsmittelfirmen bereit, die Chargen zurückzunehmen, bei denen der Grenzwert überschritten war.

Die Analyseergebnisse zeigen, daß die Qualität von Meeresprodukten unbedingt strenger kontrolliert werden muß. Vor allem aber dürfen wir Erde und Meere nicht weiter mit Quecksilber verschmutzen.

Ernährung, Entmineralisierung und Zahnkaries – Die Arbeiten von Bibby

In der Mehrzahl der wissenschaftlichen Studien zur Karies wird die Entmineralisierung der Zahnoberflächen mit der Säurebildung durch Nahrungsmittelfermentierung in Zusammenhang gebracht. Je höher die Säuremenge, desto größer das Kariesrisiko.

Zu anderen Ergebnissen kam Dr. Basil Bibby, Professor an der Universität von Rochester im Staate New York. Er wies nach, daß es keinen offensichtlichen Zusammenhang zwischen der von Mundbakterien erzeugten Säuremenge und der Entmineralisierung der Zähne gibt.

Die gebildete Säuremenge ist nicht proportional zur Menge der vorhandenen Zucker. Im Gegenteil: Bei hohen Zuckerkonzentrationen wird die Säurefermentierung sogar gestoppt, eine Tatsache, die man sich bei der Konservierung von Marmelade zunutze macht. Wenn man allerdings Mehl hinzugibt, wird die Produktion von Säuren aus Zucker beschleunigt.

Dr. Bibby brachte Zahnschmelz unter polarisiertem Licht in Kontakt mit Speichel und fermentierten Nahrungsmitteln. Dabei zeigte sich, daß es keinerlei Parallelen zwischen der Demineralisierung des Schmelzes und der Menge der aus der Nahrung erzeugten Säure gibt. Mittlerweile sind diese Untersuchungen mit anderen Verfahren bestätigt worden.

Die folgende Tabelle zeigt, daß keine offensichtliche Beziehung zwischen dem Säuregrad und der Auflösung des Schmelzes existiert.

Nahrungsmittel	*Säurebildung*	*Auflösung des Schmelzes*
Vollkornbrot	11,0	0,2
Weißbrot	8,4	0,4
Cornflakes	4,3	0,5
Milchschokolade	13,2	0,1
Schokoriegel	11,1	1,1
Weißmehl	4,9	1,0

Diese erstaunlichen Resultate sind nur zu verstehen, wenn man bedenkt, daß in bestimmten Nahrungsmitteln Substanzen vorhanden sind, die die Demineralisierung begrenzen.

In weiteren Untersuchungen konnte Bibby zeigen, daß aus Zuckerrohr gewonnene Melasse eine sehr hohe Säuremenge erzeugt und dennoch nicht die Zahnoberflächen demineralisiert.

Aufgrund dieser Ergebnisse weist Bibby die Annahme zurück, daß das Kariesrisiko mit dem Säuregrad im Mund zusammenhänge. Unterdessen hat er eine Reihe von Faktoren dingfest gemacht, die vor Karies schützen:

- Wenn Kalzium oder Phosphor in einem Nahrungsmittel vorhanden sind, reduzieren sich die Demineralisierung des Schmelzes und das Kariesrisiko in Tierversuchen und «in vitro».
- Proteine (insbesondere Kasein, also Milcheiweiß) verstärken die Widerstandskraft des Schmelzes gegen Säuren. Denselben Effekt haben Fette, Nüsse und Ölfrüchte.
- Bestimmte Aromen oder Gewürze wie etwa Zimt reduzieren die baktierelle Säureproduktion.

Dank dieser Forschungen können wir heute besser verstehen,

- daß nach Verzehr säuerlicher und künstlich gesüßter Getränke ein erhöhtes Demineralisierungsrisiko besteht,
- daß die im vollwertigen Zucker von Zuckerrohr und Trokkenfrüchten enthaltenen Mineralsalze eine schützende Wirkung haben,
- welch hervorragendes Nahrungsmittel die Crème Budwig mit Vollkorngetreide, minderalreichem Quark, Früchten, Nüssen und kaltgepreßtem Öl aus erster Pressung ist.

Die Crème Budwig enthält alles, was man für eine optimale Vitamin- und Mineralzufuhr braucht, und hat gleichzeitig eine ideale Schutzwirkung auf die Zahnoberfläche.

Dr. Bibby betont, daß es schädlicher ist, häufig ein paar Süßigkeiten zu essen als gelegentlich eine größere Menge auf einmal zu sich zu nehmen. Eine Mahlzeit liefert dem Körper vor allem durch Milchprodukte und Käse zum Schutz der Zähne nutzbare Mineralien. Erwachsene oder Kinder, die trotzdem nicht auf ihren Imbiß zwischendurch verzichten wollen, sollten dafür Nahrungsmittel wählen, die keine Karies hervorrufen, zum Beispiel Nüsse, Käse, Milch, Früchte, Gemüse und Speisen ohne Zucker.

Die Dentinflüssigkeit – Die Arbeiten von Steinman

Die verschiedenen Flüssigkeiten im menschlichen Körper stehen untereinander in wechselseitiger Verbindung. Steinman hat nachgewiesen, daß auch der Zahn über das Medium der Dentinflüssigkeit, die vom Zahninneren bis zum Schmelz fließt, Anteil an diesem Austausch hat. In der Tat bestehen 2 Prozent der Volumenanteile im Schmelz aus Flüssigkeit.

Die Zahngesundheit hängt von der physiologischen Aktivität in Dentin und Pulpa ab. Funktioniert der Flüssigkeitstransport von der Pulpa zum Schmelz korrekt, so ist der Zahn vor Karies geschützt.

Steinman hat nachgewiesen, daß die Zahnoberfläche durchlässig ist, indem er Tieren eine fluoreszierende Substanz in den venösen Kreislauf injizierte. Zehn Minuten später fand sich ebendiese Substanz am Übergang zwischen Schmelz und Dentin.

Bei mit kariogener (also kariesauslösender) Nahrung gefütterten Tieren war der Fluß im Dentin reduziert, und die fluoreszierende Substanz gelangte nicht in die feinen Furchen im Schmelz, in denen Karies normalerweise beginnt.

Nachdem er die Beziehung zwischen Störung des Dentinflusses und Kariesentstehung nachgewiesen hatte, entdeckte Steinman, daß die Bildung von Dentinflüssigkeit durch ein von der Ohrspeicheldrüse abgesondertes Hormon angeregt wird. Wenn die Sekretion dieses Hormons gestört ist, tritt vermehrt Zahnkaries auf.

Durch die Injektion von Hypothalamusextrakten wird bei zuckerreich ernährten Tieren die Funktion der Dentinflüssigkeit wiederbelebt, so daß der Schutz für die Zähne erneut gegeben ist. Auf diese Weise zeigte Steinman, daß der Hypothalamus an der Produktion des Ohrspeicheldrüsenhormons und folglich auch bei der Kariesverhütung beteiligt ist.

Noch ein besonders interessantes Detail: Nach Verzehr eines süßen Lebensmittels wird der Speichel saurer, aber es vergehen zehn bis fünfzehn Minuten, bis der niedrigste (also sauerste) pH-Wert erreicht ist. Der Mechanismus von Hormonausschüttung und Dentinflüssigkeit aber setzt etwa fünfzehn Minuten nach Beginn der Mahlzeit ein. Das heißt: Die Bewegung der Dentinflüssigkeit und der Kariesschutz sind in einem sehr sauren Milieu am stärksten. Wieder einmal hat die Wissenschaft gezeigt, mit welcher Vollkommenheit der menschliche Körper konstruiert ist, so daß er jederzeit in Einklang mit den Gesetzen der Natur bleibt.

Außerdem haben Steinmans Experimente gezeigt, daß bei einem Tier, das unter normalen Bedingungen lebt, nicht wiederholtem Streß ausgesetzt ist und mit vollwertigen vitamin-, mineral- und eiweißreichen Nahrungsmitteln gefüttert wird, die hormonelle Achse Hypothalamus-Hypophyse-Ohrspeicheldrüse bis hin zur Produktion der Dentinflüssigkeit optimal funktioniert, so daß die Zähne vor Karies geschützt sind.

Süße Ratschläge für die Küche

Zur Herstellung von Gebäck und Süßigkeiten, die den Zähnen nicht schaden, kann man die meisten bekannten Rezepte nehmen und einfach den raffinierten Zucker durch die gleiche oder eine geringere Menge vollwertigen Zucker ersetzen. Auch die Verwendung von Vollkornmehl oder zumindest teilweise naturbelassenem Mehl (Typ 1050) ist zu empfehlen, da das volle Weizenkorn sehr mineralreich ist.

Besonders bei Keksen und trockenem Kuchen kann man anstelle von Zucker auch Honig nehmen.

Sehr gut zur Herstellung von Süßigkeiten zu verwenden ist auch eine Paste aus entkernten Datteln oder Rosinen und gemahlenen Mandeln, Nüssen oder Kokosraspeln. Die Datteln oder Rosinen gibt man ins Mixgerät, Mandeln und Nüsse kann man in der Kaffeemühle mahlen.

Einen leckeren Brotaufstrich, der vor allem Kindern sehr gut schmeckt, erhält man, indem man im Mixer entkernte Datteln, feingemahlene Mandeln und Sonnenblumenkerne, Rosinen, ein bißchen Wasser und Karobepulver oder ungezuckerten Kakao miteinander vermischt. Wenn die Mischung zu fest wird, fügt man einen Schuß kaltgepreßtes Öl (am besten Sonnenblumenöl) aus erster Pressung hinzu, damit die Paste gut streichbar wird. Das Ganze wird im Kühlschrank aufbewahrt.

Eine Crème anglaise (in Frankreich beliebte Eier-Milch-Creme) kann man sehr gut mit zerdrückter Banane oder auch ganzen oder pürierten Rosinen süßen.

In vielen Rezepten läßt sich Kakao durch Karobepulver

ersetzen, das von Natur aus süß ist und keinerlei anregende Stoffe enthält.

Außerdem sollte man bei der Herstellung von Mandel- und Nußecken aus Mürbeteig ruhig mal eine neue Mehlsorte ausprobieren, zum Beispiel gemahlenen Hafer oder Haferflocken. Auch Gersten- und Reismehl sind ausgezeichnet zur Süßigkeitenherstellung geignet.

Zähneputzen – aber richtig!

Obwohl die meisten Menschen in unseren Breiten sich heute täglich die Zähne putzen, ist das Niveau der Mundhygiene doch oft mangelhaft. Erst die richtige Bürsttechnik bietet die Garantie, daß wirklich alles sauber und die ganze Mühe nicht umsonst ist.

Viele Kinder und Erwachsene beginnen und beschließen den Tag, indem sie ihre Zähne energisch horizontal putzen, also von rechts nach links, von links nach rechts, von hinten nach vorn und von vorn nach hinten – wie beim Schuheputzen. Damit säubern sie die gewölbte Oberfläche der Zähne, die im Kontakt mit der Backenschleimhaut steht und im Grunde sehr leicht zu reinigen ist. Die Zahnplaque in den Zahnzwischenräumen aber wird so nicht erreicht. Die Anstrengung und der beim Bürsten aufgewendete Druck sind überflüssig, denn zur Reinigung der gewölbten Oberfläche der Zähne genügt schon eine sanfte Reibung.

Wenn man zu energisch und mit zuviel Druck bürstet, kann der Zahnhals, also die Verbindung zwischen Zahnkrone und Wurzel, am Übergang zum Zahnfleisch abgenutzt werden. Durch eine harte Zahnbürste oder eine Zahnpasta mit starker Scheuerwirkung kann die Abnutzung noch verstärkt werden.

Weit sinnvoller ist es, vertikal zu bürsten, so daß die Zahnzwischenräume besser gesäubert werden. Es genügt ein leichter Druck auf die Zahnbürste. Dafür sollte man mit dieser Bürsttechnik zwei- oder dreimal täglich jeweils drei Minuten lang die Zähne gründlich reinigen.

Bei dieser Technik werden die Zahnhälse nicht abgenutzt, und die äußere Zahnoberfläche wird dennoch optimal gereinigt. Wer unter empfindlichem Zahnfleisch oder gelockerten Zähnen leidet, kann diese Methode noch individuell perfektionieren. Das Zahnfleisch wird nämlich am wenigsten angegriffen, wenn die senkrechte Bewegung im Oberkiefer nach unten, im Unterkiefer nach oben ausgeführt wird. Also vom Zahnfleisch zum Zahn hin, oder, um es Kindern zu erklären, vom «Roten» zum «Weißen».

Die Kaufläche der Zähne ist leichter zu reinigen. Auf keinen Fall aber darf man die Innenseite vergessen. Sie ist zum Teil schlechter zugänglich und oft mit einer Zahnsteinschicht überzogen. Auch hier sollte man vertikal bürsten. Am besten funktioniert das mit einer leicht gebogenen Zahnbürste. Je nach Bedarf kann man die Neigung des Zahnbürstenkopfes verändern, indem man die Bürste unter heißes Wasser hält und dann vorsichtig biegt.

Wer seine Bürsttechnik verbessern will, sollte zunächst seine Zähne im Spiegel untersuchen. Jeder Mensch gewöhnt sich mit der Zeit eine Bürstmethode an, mit der er bestimmte Bereiche des Mundes besser säubert als andere. Wo die Zähne gut gebürstet sind, ist das Zahnfleisch rosa und elastisch. Wo es nicht durch das Bürsten angeregt und tonifiziert wird, quillt es auf, nimmt eine rote Farbe an und blutet leicht.

Wenn man spürt, daß das Zahnfleisch irgendwo empfindlich ist, fängt man an, diese Stelle weniger zu bürsten. Dadurch begünstigt man Zahnfleischentzündungen. Entzündetes Zahnfleisch sollte nicht zu sehr geschont, sondern gerade mit der Bürste angeregt oder mit dem Finger massiert werden.

Mit Hilfe eines Spiegels kann man selbst erkunden, welche Bereiche des Mundes man noch besser reinigen sollte. Stimmt man dann noch die Bürsttechnik auf die persönlichen Bedürfnisse ab, kommt meist alles wieder in Ordnung.

Ich möchte hinzufügen, daß eine Zahnbehandlung wirkungsvoller und weniger schmerzhaft ist, wenn sie an sauberen Zähnen und gesundem Zahnfleisch ausgeführt wird. In sauberen Zähnen halten Füllungen länger, und bei gesundem, elastischem Zahnfleisch lassen sich Prothesen besser einsetzen und wirken ästhetischer.

Die Techniken der Mundhygiene sind der zweite große Pfeiler der Vorbeugung. In einigen nordeuropäischen Ländern hat man nachgewiesen, daß auch die regelmäßige sechsmonatige Kontrolle der Zähne maßgeblich zur Zahngesundheit von Heranwachsenden beiträgt. Ich möchte hinzufügen, daß eine gute Mundhygiene in Verbindung mit gesunder Ernährung auch für alle zukünftigen Generationen beste Aussichten auf gute Gesundheit eröffnet.

Wo Sie weitere Informationen einholen können

Internationale Gesellschaft für ganzheitliche Zahnmedizin Franz-Knauff-Str. 2–4, 6900 Heidelberg, Tel. 06221/16 64 92 (bei Anfragen bitte frankierten und adressierten Rückumschlag beilegen).

Price Pottenger Foundation, 5871 El Cajon Boulevard, San Diego, Calif. 92115, USA.

Dank

Danken möchte ich Marco Elliott dafür, daß er für mich viele Stunden in der Bibliothek der University of California, Los Angeles, zugebracht hat; dem Chiropraktiker Daniel Elliott für zahlreiche Informationen auf dem Gebiet der Chiropraktik und Kinesiologie; dem Zahnarzt Gabriel Albala für seinen Perfektionismus; Marie-Claire, Claude, Olivier und François Bernard für ihre Anwesenheit und ihre gute Laune, und schließlich geht ein großes Dankeschön für Hilfe und freundschaftliche Unterstützung an Anne-Sophie und Michel, Christine und Claude, Françoise, Mathilde und Eric.

Literaturhinweise

Binder, Franz/Wahler, Josef, *Zucker, nein Danke.* Mit einem 7-Stufen-Programm im Kampf gegen die Droge Zucker, Heyne, München 1988.

Böhmig, Ulf, *Heilmittel Ernährung.* Naturnahe Behandlung, Orac, Kriftel 1985.

Borysenko, Joan, *Gesundheit ist lernbar.* Hilfe zur Selbsthilfe, Scherz, Bern/München 1989.

Broich, Ingvo, *Das Mundorgan,* Haug, Heidelberg 1988.

Bruker, Max Otto, *Krank durch Zucker.* Der Zucker als pathogenetischer Faktor, Helfer-Verlag, Bad Homburg.

–, *Ärztlicher Rat aus ganzheitlicher Sicht,* emu, Lahnstein 1989.

–, *Zucker, Zucker.* Krank durch Fabrikzucker, emu, Lahnstein 1991.

Diamond, John, *Der Körper lügt nicht,* Verlag für Angewandte Kinesiologie, Freiburg 1983

Ebm, Ernst, *Gift im Mund,* Medizin & Neues Bewußtsein, Wessobrunn 1985.

Finck, Hans, *Das Öko-Honigbuch,* Ehrenwirth, München 1991.

–, *Freundliche Bakterien, die unsichtbaren Helfer,* Ehrenwirth, München 1991.

Glatzel, Hans, *Wege und Irrwege moderner Ernährung,* Hippokrates, Stuttgart 1982.

Kabat-Zinn, Jon, *Gesund und streßfrei durch Meditation,* O. W. Barth, Bern/München 1991.

Kushi, Michio, *Makrobiotik – der Weg zu Frieden und Harmonie.* Durch gesunde Ernährung in eine bessere Zukunft, Scherz, Bern/München 1988.

Lessell, Colin B., *Die homöopathische Verordnung in der zahnärztlichen Praxis,* Haug, Heidelberg 1988.

Mandel, Peter, *Lichtblicke in der ganzheitlichen (Zahn-) Medizin.* Die wirksamsten Therapien mit der Farbpunktur über Kopf- und Schleimhautpunkte, Energetik-Verlag, Bruchsal 1989.

Markus, Harold H./Finck, Hans, *Umwelt-Medizin.* Gesund bleiben in der heutigen Umwelt, Scherz, Bern/München 1991.

–, *Ich fühle mich krank und weiß nicht warum.* Candida albicans – *die maskierte Krankheit,* Ehrenwirth, München 1990.

Mastalier, Oskar, *Reflextherapie in der Zahn-, Mund- und Kieferheilkunde.* Akupunktur. Aurikulomedizin. Laser. Magnetfeld. Neuraltherapie, Quintessenz, Berlin 1987.

–, *Immunologische Aspekte in der Zahn-, Mund- und Kieferheilkunde.* Herd/Störfeld-, Therapie- und Umwelteinflüsse, Quintessenz, Berlin 1989.

Meier-Ploeger, Angelika/Vogtmann, Hartmut, *Lebensmittelqualität, ganzheitliche Methoden und Konzepte,* C. F. Müller, Karlsruhe 1988.

Meuris, Jean, *Homöopathie in der zahnärztlichen Praxis,* Haug, Heidelberg 1988.

Milz, Helmut, *Ganzheitliche Medizin.* Neue Wege zur Gesundheit, Heyne, München 1989.

Nakamura, Takashi, *Das große Buch vom richtigen Atmen,* O. W. Barth, Bern/München 1984.

Petricek, Elisabeth, *Die Akupunktur in der Zahnheilkunde,* Haug, Heidelberg 1987.

Pischinger, Alfred, *Das System der Grundregulation.* Grundlagen für eine ganzheitsbiologische Theorie der Medizin, Haug, Heidelberg 1989.

Rossaint, Alexander L., *Ganzheitliche Zahnheilkunde.* Holistische Zahnmedizin in physischer, psychischer und metaphysischer Schau, Haug, Heidelberg 1991.

Schneller, Thomas/Kühner, Matthias (Hrsg.), *Mitarbeit des Patienten in der Zahnheilkunde.* Aspekte der Complianceforschung, Deutscher Ärzte-Verlag, Köln 1989.

Schraitle, Rose/Siebert, Götz, *Zahngesundheit und Ernährung,* Hanser, München 1987.

Weinstein, Philip/Milgrom, Peter, *Prävention durch Verhaltensänderung.* Strategien einer präventiven Zahnheilkunde, Deutscher Ärzte Verlag, Köln 1989.

Wienrich, Hans, *Homöopathie in der Zahnheilkunde.* Symptomatik – Therapie – Prophylaxe, Sonntag, Regensburg 1982.

Worm, Nicolai, *Ratgeber Ernährung.* Ein Wegweiser in der Ernährungsphysiologie, TR-Verlags-Union, München 1990.

Yudkin, John, *Süß, aber gefährlich.* Der Zucker-Report, Samsara, Füssen.

Ziff, Sam, *Amalgam, die toxische Zeitbombe.* Zahnmedizin im Umbruch. Was wissen wir über Amalgam? Gibt es sichere Alternativen?, Oesch, Zürich 1985.

Personen- und Sachregister